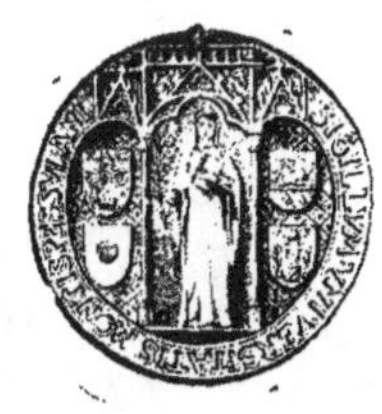

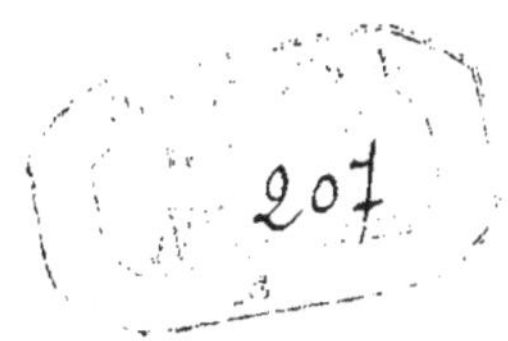

Rapports
de la
Tuberculose Intestinale
avec la
Tuberculose Pulmonaire

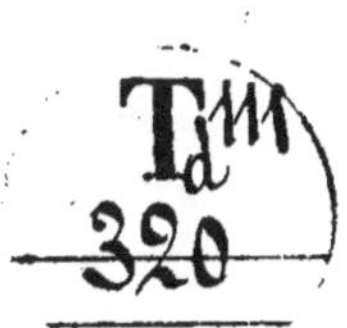

MONTPELLIER
G. FIRMIN, MONTANE ET SICARDI

RAPPORTS

DE LA

TUBERCULOSE INTESTINALE

AVEC LA

TUBERCULOSE PULMONAIRE

PAR

Antoine DELOUPY

DOCTEUR EN MÉDECINE

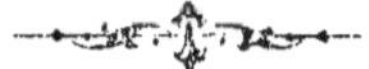

MONTPELLIER

IMPRIMERIE GUSTAVE FIRMIN, MONTANE ET SICARDI

Rue Ferdinand-Fabre et quai du Verdanson

—

1906

A LA MÉMOIRE DE MON PÈRE ET DE MA MÈRE

Faible témoignage de respect et d'amour filiaux.

A MA FEMME

Hommage de mon adoration.

A. DELOUPY.

A MA FAMILLE

MEIS ET AMICIS

A. DELOUPY.

A MON PRÉSIDENT DE THÈSE

MONSIEUR LE DOCTEUR CARRIEU

PROFESSEUR DE CLINIQUE MÉDICALE A LA FACULTÉ DE MÉDECINE
DE MONTPELLIER

A. DELOUPY.

A MONSIEUR LE PROFESSEUR AGRÉGÉ VIRES

Nous n'oublierons jamais qu'il se montra plus souvent notre ami que notre maître.

A. DELOUPY.

A MONSIEUR LE DOCTEUR TÉDENAT

PROFESSEUR DE CLINIQUE CHIRURGICALE A LA FACULTÉ DE MÉDECINE
DE MONTPELLIER

A MONSIEUR LE DOCTEUR SARDA

PROFESSEUR DE MÉDECINE LÉGALE A LA FACULTÉ DE MÉDECINE DE MONTPELLIER

A MONSIEUR LE DOCTEUR SOUBEIRAN

PROFESSEUR AGRÉGÉ A LA FACULTÉ DE MÉDECINE DE MONTPELLIER

A. DELOUPY.

RAPPORTS

DE LA

TUBERCULOSE INTESTINALE

AVEC LA

TUBERCULOSE PULMONAIRE

Les portes d'entrée du bacille de Koch dans l'organisme humain sont nombreuses : voie respiratoire, voie digestive, voie cutanée, voie bronchique, voie pulmonaire. Tour à tour chacune de ces voies a été considérée comme exclusive. Les travaux expérimentaux, les résultats des inoculations chez les animaux, les protocoles des autopsies chez l'homme, les constatations de la clinique apportaient leurs arguments plus ou moins fondés.

Petit à petit s'étaient édifiées ou confirmées des notions nouvelles. *Première notion*, à savoir que la tuberculisation chez l'homme revêt anatomiquement et cliniquement des modalités assez variables. Cliniquement, reprenant les conceptions de Bayle (1810, *Recherches sur la phtisie pulmonaire*), de Andral (*Notes au Traité de l'auscultation médiate* de Laënnec), de Fournet (*Recherches cliniques*, 1839), de Grancher

(*Traité des maladies des voies respiratoires*), on a trouvé plusieurs étapes dans l'infection tuberculeuse :

1° Période prégranulique de Cuffer, qui est la période de germination occulte de Bayle, période de germination de Grancher.

La clinique, l'anatomie pathologique, la pathologie générale légitiment cette division.

2° Période de phtisie commençante ;

3° Période de phtisie confirmée ;

4° Période de généralisation.

Seconde notion. — Il est des manifestations qui paraissent communes à des maladies nombreuses. Ce sont des syndromes. Ils sont les manifestations d'un envahissement par le bacille : syndrome cardio-vasculaire ;

— syndrome gastro-intestinal.

Troisième notion. — Il est des localisations bacillaires sur des organes éloignés des poumons, qui peuvent rester stationnaires ou qui peuvent précéder les localisations pulmonaires :

Bacillose pleurale ;
Bacillose laryngée ;
Bacillose amygdalienne ;
Bacillose intestinale ;
Bacillose ganglionnaire.

Telles étaient les données sur lesquelles l'accord paraissait complet et définitif. Cependant déjà les notions expérimentales, certaines constatations anatomo-cliniques permettaient de modifier et préciser ces données pour ce qui touche spécialement le tractus gastro-intestinal. Jusque-là les cliniciens reconnaissaient un syndrome gastro-intestinal précurseur de la bacillose pulmonaire chronique, et Marfan, Peter, Grancher, le décrivaient minutieusement.

Jusque-là encore, les cliniciens et les anatomo-pathologistes retrouvaient une localisation gastro-intestinale nettement bacillaire. Mais les uns la croyaient concomitante, ou même postérieure à l'envahissement pulmonaire. Les autres — c'était le plus petit nombre — pensaient qu'elle pouvait précéder l'invasion du poumon par le bacille.

Des travaux expérimentaux récents de Calmette et Guérin, de Vallé, de Behring, viennent confirmer la prévision de ce petit nombre de cliniciens. Aujourd'hui il faut se faire de la tuberculisation du poumon une idée tout autre. Cette tuberculisation est secondaire toujours ou dans le plus grand nombre de cas. Elle est secondaire à la tuberculisation de l'intestin.

C'est ce point de vue tout à fait nouveau, entrevu seulement par quelques auteurs, qui nous a paru assez intéressant pour constituer le sujet de notre travail.

Nous étudierons donc la tuberculisation intestinale dans ses rapports avec la tuberculose pulmonaire au double point de vue clinique et anatomique :

Cliniquement : syndrome gastro-intestinal précurseur ; tuberculisation initiale primitive de l'estomac, de l'intestin.

Syndrome gastrique ;

Syndrome intestinal.

La clinique avait donc édifié des types, reconnu leurs aspects et leurs caractères ; il appartenait à l'expérimentation de préciser les constatations cliniques et de les rattacher à leurs vraies causes.

Expériences de Behring, Calmette et Guérin, Vallée.

Nous pouvons maintenant comprendre la pathogénie de la tuberculisation pulmonaire, la pathogénie du syndrome précurseur. Il résulte de ceci que toute tuberculose pulmonaire est précédée d'une tuberculisation intestinale.

Les moyens de prévenir cette tuberculisation intestinale formeront la dernière partie de notre travail : ce sera un chapitre consacré à la prophylaxie de la tuberculose.

Enfin nous formulerons nos conclusions.

ETUDE CLINIQUE DU SYNDROME GASTRO INTESTINAL

En 1859, Hughes Bennett disait expressément : « L'apparition des premiers symptômes de la tuberculose pulmonaire est précédée de troubles digestifs très marqués : la perversion de l'appétit, l'anorexie, la saleté ou la netteté anormale de la langue, l'acidité exagérée de l'estomac et de l'intestin. des alternatives de constipation et de diarrhée, tels sont les phénomènes qu'on observe le plus ordinairement, et ils peuvent être rapportés à un état morbide des premières voies. Ce mode de début de la phtisie a été signalé par la plupart des médecins observateurs. »

Plus récemment, dans ses *Leçons de clinique médicale*, Michel Peter disait : « Je n'ai pas à vous décrire ici les signes classiques de la tuberculisation pulmonaire, vous les trouverez signalés dans vos traités de pathologie ; ce que je veux, c'est vous mettre en garde contre certains cas insidieux de tuberculisation commençante, plus fréquents que vous ne pensez, et que vous ne pouvez observer à l'hôpital, où vous rencontrez la phtisie pulmonaire toute faite, et non pas, ce faisant, des tuberculeux déjà très malades et non pas commençant à peine à l'être. » Et plus loin, il dit encore : « Ce sont des jeunes gens qui, sans cause appréciable, perdent peu à peu l'appétit, ou du moins éprouvent un dégoût permanent pour les aliments solides et réparateurs tels que la viande : digèrent mal ce qu'ils mangent et le digèrent avec douleur, alors qu'autrefois leur appétit était vif et leur digestion indolente. C'est pour de pareils troubles que l'on vous consultera. Ils vous apparaîtront alors, non pas comme des désordres symptomatiques, mais comme des maladies, nosologiquement classées sous le nom de dyspepsie et de gastralgie. Et rien n'est plus naturel, en pareil cas, que l'erreur ; le malade ne vous parle que de son estomac et ne peut vous parler que de cela, qui seul le fait souffrir. Pendant des mois, plus d'une année parfois, ils sont considérés comme de simples dyspeptiques, jusqu'au jour où une hémoptysie, par exemple, vient dénoncer la maladie véritable. »

G. Sée, dans son livre « Des dyspepsies gastro-intestinales (1881) », s'exprime ainsi :

« *Dyspepsies tuberculeuses.* — Le premier phénomène gastrique, c'est le vomissement.

» Article premier. — *Vomissements initiaux.* - Des vomissements alimentaires ou muqueux se manifestent avec une fréquence extrême, à la suite des quintes de toux, rarement en dehors de ces efforts ; aussi ne faut-il pas les considérer comme l'indice d'une lésion gastrique : leur mode de développement n'a pas encore reçu de véritable interprétation, et parait se rattacher à une irritatiton mécanique des centres respiratoires.

» Article II.— *Dyspepsies initiales.*— Une dyspepsie grave, parfois fébrile, marque souvent le début de la tuberculose pulmonaire : on voit même des malades qui n'éprouvent pendant longtemps qu'une anorexie profonde, avec douleurs d'estomac, après l'ingestion des aliments ; mouvement fébrile, dépérissement, débilitation générale, décoloration des téguments ; ces phénomènes gastriques, qui s'observent parfois dans les anémies, peuvent prêter à une méprise ; mais la dénutrition est rapide et le mouvement fébrile aidant, la tuberculose ne tarde pas à se révéler dans les organes thoraciques

Bourdon, Cazeneuve, Marfan surtout montrent par des statistiques la fréquence de ce syndrome précurseur, et sur 34 phtisiques du service de Bucquoy, Marfan l'observe 21 fois à titre de phénomène initial. Bourdon l'avait noté dans plus de deux tiers des cas de tuberculose commençante.

I. Analysons en détail les différents symptômes que nous ont montrés les tableaux cliniques que nous venons de citer plus haut. L'énumération en est courte : inappétence, digestion laborieuse, dilatation de l'estomac, diarrhée, et nous y ajouterons les vomissements et les palpitations.

a) *Inappétence.* — Le malade a perdu la sensation de faim, et cette perte est uniforme, généralisée, s'étendant à tous les aliments. C'est souvent même le dégoût complet et une sensation de faim satisfaite, de plénitude stomacale constante, chronique, qui rend toute tentative d'ingestion alimentaire impossible. Quelquefois l'appétit est perverti : les substances aigres, épicées, les boissons glacées semblent préférées, probablement parce que le malade y croit trouver un soulagement. C'est surtout chez les femmes que l'on observe ce trouble ; les substances acides, le vinaigre, la salade, les citrons, sont les rares substances qu'elles recherchent.

b) *Digestion laborieuse.* — Après l'ingestion des aliments, l'estomac se tend, le sujet le sent devenir volumineux à l'épigastre. Bientôt surviennent des douleurs, tantôt légères et passagères, tantôt vives, ardentes, violentes, véritables brûlures, avec irradiations œsophagiennes et qui durent tout le temps que se produit le travail digestif dans l'estomac.

Tension stomacale et brûlure sont sous la dépendance causale directe des fermentations anormales et vicieuses. Celles-ci font naître encore des éructations brûlantes, très douloureuses, quelquefois des régurgitations acides, vives comme un fer rouge. Ces symptômes se montrent esquissés d'abord ou d'emblée revêtent leur plus grande acuité. Le plus souvent ils se montrent quand l'estomac contient les aliments, c'est-à-dire après les repas. Mais il n'est pas rare de les voir se réaliser 4 ou 5 heures après ceux-ci. Le malade salive abondamment, il éprouve la brûlure violente au creux épigastrique, des gaz brûlants, acides, s'échappent à travers l'œsophage endolori. Une toux quinteuse se produit, réflexe ; le malade porte la main à l'estomac, douloureux, sensible, et des vomissements se produisent, aigres, acides, corrodant les gencives et laissant aux dents et à la bouche la saveur du fruit vert. Nous reviendrons plus tard sur les vomissements qui se montrent immédiatement après les repas.

c) *Dilatation de l'estomac.* — Si nous pratiquons méthodiquement la palpation de l'estomac, nous constaterons qu'il est inerte et même dilaté. En effet, nous pourrons nous rendre compte par la palpation, qu'à jeun l'estomac n'est pas vide. La dilatation de l'estomac existe chez les deux tiers des tuberculeux.

d) *Vomissements.* — Au début d'une de ses leçons de clinique médicale, Peter disait : « Vous verrez des tuberculeux qui toussent dès qu'ils ont mangé ; vous en verrez d'autres qui toussent parce qu'ils ont mangé et qui vomissent alors parce qu'ils toussent ; — vous en verrez d'autres enfin qui, ayant mangé, toussent, vomissent et palpitent. » Il est rare que le tuberculeux au début vomisse le matin, à jeun ; c'est après le repas qu'il vomit, et les vomissements pituiteux, glaireux, muqueux, sont exceptionnels. Après les repas, au contraire, et surtout les repas du soir, le vomissement est fréquent. Mais c'est généralement la toux qui précède le vomissement, la toux elle-même suivant l'ingestion des aliments. « Le fait initial, dit Peter, est la présence des aliments dans l'estomac, c'est-à-dire, sans théorie aucune, l'excitation, par leur contact, des filets du pneumogastrique stomacal. »

c) *Palpitations.* — Ce symptôme, d'origine variable, peut s'observer chez le tuberculeux latent. Ce symptôme reconnaît souvent pour cause le mauvais fonctionnement des voies gastro-intestinales. Peter disait : « Chez celui qui tousse, vomit et palpite dès qu'il a mangé et parce qu'il a mangé, il y a mise en branle de la totalité du pneumogastrique par une série d'actions réflexes allant du pneumogastrique stomacal au bronchique et au cardiaque. »

Tous ces divers symptômes ne se montrent pas d'une façon constante tous à la fois. Quelques-uns peuvent manquer, et de leurs différents groupements on a pu constituer plusieurs types cliniques. Mathieu, dans la *Gazette des Hôpitaux* de 1898, a décrit différents types cliniques. « On peut, dit-il, d'une façon un peu schématique, je le reconnais, décrire plusieurs types de dyspepsie initiale de la tuberculose.

« 1° Dans le *type dyspeptique banal*, on observe, avec de l'anorexie plus ou moins marquée, du malaise après le repas, de la pesanteur, du gonflement, des renvois, quelquefois des brûlures, du pyrosis : les phénomènes ne diffèrent en somme pas de ceux qu'on observe communément chez les neurasthéniques.

« 2° *Le type pseudo-chlorotique* est plus intéressant, appartient surtout aux jeunes filles et jeunes femmes. Elles maigrissent, s'affaiblissent, pâlissent, sont facilement essoufflées : à un examen superficiel on les prend pour de simples chlorotiques. Cependant elles s'en distinguent par certains caractères particuliers. Comme le disait G. Sée, la chlorotique vraie ne maigrit pas, elle reste toujours plus ou moins grasse, plus ou moins replète, elle a bon aspect, il ne lui manque que les couleurs : elle peut encore inspirer des passions : la pseudo chlorotique tuberculeuse n'inspire guère que de la pitié. La résistance de l'anémie au régime et au traitement ferrugineux, l'amaigrissement progressif, la toux, la fièvre, les sueurs nocturnes, tout cela doit amener à un examen minutieux de la poitrine. Les troubles dyspeptiques, assez semblables à ceux du précédent, plus douloureux assez souvent, complètent le tableau clinique.

» 3° *Le type neurasthénique grave d'emblée.* Est plus rare que le précédent. C'est un épuisement extrême : les malades se sentent écrasés par une insurmontable fatigue : ils dorment mal, s'éveillent brisés, incapables de tout travail. Cherchez avec soin s'il n'existe pas quelque grave affection de la nutrition, albumine, diabète, etc., etc., et en particulier craignez le début de la tuberculose.

» 4° *La dyspepsie avec dilatation de l'estomac* constitue une forme clinique de dyspepsie initiale de la tuberculose : ce sont les phénomènes objectifs et subjectifs de la dilatation stomacale, si bien mis en lumière par le professeur Bouchard, et surtout des vomissements alimentaires abondants, le matin à jeun et dans lesquels on reconnaît des détritus alimentaires d'odeur infecte, ingérés de la veille.

» 5° Dans le *type avec vomissements incoercibles*, ce sont les vomissements qui attirent l'attention. Ils ne se produisent qu'après le repas. C'est qu'en effet les tuberculeux toussent parce qu'ils ont mangé, vomissent parce qu'ils toussent, comme l'a établi Peter. Les vomissements peuvent survenir à jeun le matin : il y a dans ce cas une dilatation de l'estomac et un type qui emprunte au précédent. »

II. *Syndrome intestinal.* — Dans la description clinique que nous avons citée au début de notre travail et que nous avons empruntée à Hughes Bennett, nous trouvons en dernier lieu, dans nos énumérations des symptômes : des alternatives de constipation et de diarrhée. Ce sont, en effet, à peu près les seuls symptômes de l'atteinte de l'intestin par le bacille de Koch.

a) *Diarrhée.* — La diarrhée est fétide, rien ne l'arrête : c'est une diarrhée que ne jugulent ni les antiseptiques, ni les astringents, que ne modifie ni l'alimentation sévère, ni le régime lacté. Cette diarrhée est quelquefois douloureuse, avec de pénibles épreintes, avec striations sanguinolentes, un sentiment de brûlures dans l'abdomen. Le malade maigrit, se courbe, se voûte, creuse et plombe ses joues, et bientôt fait de la fébricule vespérale.

La diarrhée apparaît d'emblée dans l'entérite tuberculeuse primitive. Elle est d'abord temporaire, puis s'installe définitivement, indolente, persistante, avec une ténacité qui avait fait dire à Louis et à Chomel que c'était une diarrhée de long cours. Le nombre des selles est très variable, depuis une selle par jour jusqu'à dix et plus. Au début, ces évacuations sont surtout nocturnes ou matutinales ; par la suite, elles peuvent survenir à un moment quelconque. Des aliments trop chauds ou surtout trop froids, ou bien des aliments pris avec répugnance, peuvent déterminer une selle immédiate. Les besoins sont pressants et les évacuations sont souvent abondantes, amenant un véritable dessèchement du malade (Verliac).

Les fécès abondantes sont mal liées, composées de parties dures et de parties liquides : coloration jaune clair ou grisâtre, tenant à la présence d'une petite quantité de bile mal colorée et aussi à l'abondance des graisses. On peut voir facilement à l'œil nu des restes de nourriture mal digérés, mais on n'y rencontre ni glaires, ni pus, ni sang. L'examen microscopique montre la présence d'assez nombreuses fibres musculaires striées, et de blocs d'albumine coagulée, des gouttes de graisse en abondance, avec quelques rares cristaux d'acides gras et de savons. La réaction est franchement acide (Gaultier).

La diarrhée s'accompagne quelquefois de douleurs. Ce sont ou des coliques accompagnées de besoin, mais non toujours suivies d'effet, ou des douleurs continues diffuses ou localisées surtout dans le flanc et la fosse iliaque droits. Elles sont spontanées ou seulement révélées par la pression sur le trajet du côlon et surtout par la décompression brusque, suivant une compression large et progressive (Verliac).

b) *Constipation.* — Elle peut alterner, et c'est le cas le plus fréquent, avec la diarrhée. Mais elle peut aussi s'établir d'emblée, et c'est dans la forme hypertrophique de la tuberculose intestinale qu'on la voit apparaître. Sa ténacité dénote l'existence d'un obstacle mécanique ; elle est un signe de rétrécissement. Malgré l'usage continu de purgatifs et de lavements, les malades restent quatre ou cinq jours sans avoir de selles. Les matières rendues n'offrent souvent rien de particulier : parfois cependant elles sont mélangées à du pus et à des glaires, et rarement on a noté la présence du sang.

c) *Douleur.* — La douleur peut être le premier phénomène et le seul observé pendant assez longtemps. Cette douleur peut être vague, sourde, de peu d'intensité, généralisée à tout l'abdomen, et ce n'est que par une pression méthodique qu'on peut se rendre compte que telle région est plus sensible que telle autre. Le maximum de ces douleurs est presque toujours dans la fosse iliaque droite, et l'on comprend bien qu'il soit souvent difficile de ne pas confondre ces crises avec des coliques d'appendicite simple. Pendant toute leur durée, un météorisme considérable distend les parois abdominales. Une fois l'orage passé, le météorisme se dissipe rapidement (Itié).

Types cliniques de la tuberculose intestinale

On ne connaissait autrefois qu'une forme de tuberculose intestinale, l'entérite ulcéreuse. Aujourd'hui on a découvert plusieurs aspects anatomo-pathologiques et cliniques de cette tuberculose. Les lésions tuberculeuses de l'intestin sont variables, et dans leur siège, puisqu'on peut les rencontrer depuis le duodénum jusqu'à l'anus, et dans leur aspect.

A l'intestin comme ailleurs, le bacille de Koch détermine dans la plupart des cas des lésions ulcéreuses et destructives, mais dans d'autres une infiltration des tuniques intestinales avec réaction du tissu conjonctif autour des follicules tuberculeux aboutissant à des lésions hypertrophiques et scléreuses. Ainsi, il y a des formes ulcéreuses et des formes scléreuses, mais il existe des formes mixtes, une tuberculose ulcéreuse pouvant ultérieurement aboutir à la sclérose cicatricielle et inversement, une tuberculose hypertrophique pouvant devenir ulcéro-caséeuse. On peut trouver ces lésions sur tout le tractus intestinal, mais il est des points de prédilection où se localisent les lésions bacillaires. Ces points sont le segment iléo-cœcal, le cœcum et l'appendice.

a) *Tuberculose iléo-cæcale.* — Elle revêt l'une des deux formes, tantôt ulcéreuse, tantôt hypertrophique. Cette dernière forme est la plus fréquente et se présente dans les cinq sixièmes des cas chez des sujets qui ne sont pas cliniquement des tuberculeux (Benoît). La première phase de cette forme est caractérisée par des douleurs abdominales et des troubles intestinaux. Dans la forme entéro-péritonite, on observe une diarrhée abondante plus ou moins sanguinolente, accompagnée de crises douloureuses intestinales très intenses ; dans la forme hypertrophique la diarrhée est moins fréquente, alterne avec la constipation ; les crises douloureuses se montrent surtout pendant le travail de la digestion, siégeant plus particulièrement dans la fosse iliaque droite au voisinage du point de Mac Burney, rappelant le tableau clinique de l'appendicite.

A la période d'état, dans la forme hypertrophique, on trouve à la palpation, dans la fosse iliaque droite, une tumeur de volume variable, depuis celui d'une noix à une tête de fœtus dans un cas de M. Tédenat, dont la forme, également variable, rappelle quelquefois celle du cæcum. Cette tumeur a des limites assez nettes en bas et en dehors : en bas, elle paraît se terminer à deux travers de doigt au-dessus de l'arcade crurale ; en dehors, elle longe, à cette même distance, le bord antérieur de l'os cœcal. En haut, elle peut se terminer assez brusquement, comme aussi se perdre d'une façon insensible. On peut la suivre jusqu'au dessous du foie. En dedans, elle atteint rarement la ligne médiane. Cette tumeur, indolore à la pression, dure, presque toujours bosselée à sa surface, est assez mobile dans le sens transversal, moins de haut en bas. La percussion donne des résultats variables ; au centre même de la tumeur, il y a, le plus souvent, une zone de matité absolue ; puis, sur les bords, la sonorité réapparait jusqu'à devenir tympanique sur les autres portions de l'intestin météorisées. Quelquefois pourtant la tumeur elle-même est sonore. Ce fait est signalé dans deux observations de M. Tédenat et dans quelques cas appartenant à d'autres auteurs.

Dans la forme entéro-péritonéale il n'y a pas de tumeur, mais un empâtement diffus qui dépasse souvent les limites de la fosse iliaque et envahit, parfois, la cavité pelvienne. La tuméfaction de la fosse iliaque fait corps avec le bassin, avec la paroi abdominale antérieure ; la percussion donne des résultats variables, ici de la sonorité, là de la matité absolue. La forme hypertrophique abandonnée à elle-même aboutit le plus souvent à la forme entéro-péritonéale. Dans cette dernière forme, les foyers caséeux de l'intestin gagnent la périphérie, s'ouvrent dans le péritoine, au milieu d'adhérences souvent fort étendues, donnant alors naissance à des abcès intra-péritonéaux qui peuvent se faire jour à la paroi abdominale, le plus souvent dans la région de la fosse iliaque, parfois à la région ombilicale, exceptionnellement à la région lombaire. La fistule purulente ou pyo-stercorale le plus souvent est constituée. La perforation intestinale siège presque toujours sur le cæcum. Pendant l'évolution de la maladie, l'état général devient mauvais, les signes fonctionnels du début s'accentuent et, dans les cas de sténose de la fin de l'intestin grêle, un ensemble de symptômes dit syndrome de Kœnig, qui constitue ce que l'on nomme l'accès douloureux abdominal. « Deux ou trois heures après le repas, au moment de la digestion intestinale, brusquement, le malade ressent, en un point de l'abdomen, une violente douleur (le plus souvent elle a son maximum un peu au-dessous et en dedans du point de Mac-Burney), douleur fixe qui va en augmentant progressivement, en même temps que le ventre se ballonne au voisinage du point douloureux. Au bout de quelques instants, elle est à son acmé ; puis brusquement la voussure abdominale s'affaisse, des bruits intestinaux se font entendre, la colique s'atténue, puis cesse. Après une période d'accalmie variable, survient un second accès identique au premier comme enchaînement et comme localisation. » (Bérard-Patel.)

b) *Tuberculose du cœcum.* — Les lésions ulcéreuses sont fréquentes ici, aussi fréquentes peut-être qu'à la fin de l'iléon : mais la cicatrisation de ces lésions n'entraînera aucun des accidents de sténose que l'on voit sur l'intestin grêle. La valvule iléo-cœcale semble former la limite des méfaits de la cicatrisation des ulcères tuberculeux. La tuberculose hypertrophique est plus fréquente. La période de début est fort longue. La douleur est le premier symptôme, elle occupe la fosse iliaque droite, survenant irrégulièrement pendant les périodes digestives ; elle est sourde, progressive, rarement brusque. Les troubles digestifs (lenteurs de la digestion, crampes épigastriques, vomissements) font rarement défaut. La constipation est plus fréquente que la diarrhée. A la période d'état, les mêmes troubles fonctionnels sont plus accusés et plus réguliers dans leur apparition après les repas. La douleur est plus vive, plus localisée. Les signes physiques caractérisent la période d'état.

Le météorisme est permanent, surtout après les repas. La tension est prononcée principalement au moment des douleurs, mais elle demeure toujours étendue à tout l'abdomen, sans se localiser comme dans l'accès douloureux. Enfin, la palpation permet de reconnaître, à droite de l'ombilic, une tumeur qui acquiert une valeur diagnostique de premier ordre. L'examen, du reste, de l'abdomen ne révèle, en général, rien tant que la lésion reste uniquement limitée au cœcum. La règle est que l'amaigrissement s'accentue de plus en plus avec les progrès de la lésion ; l'occlusion peut arriver à être complète. D'autres troubles proviennent de l'extension des lésions, qui deviennent ulcéro-caséeuses ou entéro-péritonéales : il en résulte toute une série d'accidents locaux (abcès, fistules) et généraux (envahissement pulmonaire). On peut dire que l'évolution de cette forme est progressivement fatale.

c) *Appendicite tuberculeuse.* — La tuberculose de l'appendice existe en tant que lésion isolée. Bouglé rappelle, d'après Letulle et Weinberg, que c'est une variété excessivement commune : il est persuadé que si l'examen histologique et l'inoculation au cobaye étaient méthodiquement et systématiquement faits pour tous les appendices atteints d'inflammation chronique et enlevés chirurgicalement, on verrait diminuer le nombre des appendicites chroniques simples et augmenter celui des appendicites tuberculeuses.

Bouglé distingue deux formes cliniques d'appendicite tuberculeuse : l'abcès froid péri-cœcal et l'appendicite vraie avec réaction péritonéale plus ou moins intense. Voici comment il les décrit : « L'abcès froid péri-cœcal a une évolution lente, une marche régulièrement extensive, le rapprochant beaucoup de l'abcès froid ossifluent de la fosse iliaque. A la période de fistule, la nature tuberculeuse s'impose par l'aspect de la fistule à bords violacés, atones, sans tendance à la cicatrisation : et l'origine intestinale s'affirme par la présence des matières fécales dans le pansement.

L'appendicite vraie avec réaction péritonéale plus ou moins intense, diffère peu de l'appendicite vulgaire : même brusquerie du début, même localisation de la douleur d'abord dans la fosse iliaque droite, puis irradiée à tout l'abdomen, les signes de péritonite apparaissent (ballonnement du ventre, vomissements, facies.....). C'est le tableau classique de l'appendicite banale ; il est toutefois exceptionnel d'observer la forme suraiguë rapidement mortelle. La forme la plus fréquente est une forme atténuée avec réaction péritonéale moins vive, crise inflammatoire moins bruyante et s'éteignant plus rapidement.

Par contre, les récidives sont très fréquentes, plus fréquentes que dans l'appendicite non tuberculeuse. On sent dans la fosse iliaque une induration douloureuse à la pression. Parfois, l'appendicite tuberculeuse se présente, sous la forme chronique, avec peu ou pas de fièvre, peu de réaction périton[illegible], le principal symptôme est la douleur sous forme de [illegible]ments dans la fosse iliaque, avec irradiation vers la cuisse, vers les lombes et vers l'épigastre. Le diagnostic d'appendicite tuberculeuse est très difficile quand le malade ne présente aucune autre localisation tuberculeuse. D'après Bouglé, « si l'appendicite évolue chez un sujet lymphatique au teint pâle, chargé d'antécédents bacillaires et ayant lui-même d'autres manifestations tuberculeuses ou de ces troubles et lésions para-tuberculeux qui font craindre la tuberculose confirmée dans un délai variable, si surtout on a affaire à la forme subaiguë, à crises atténuées, ou à la forme chronique, à peu près apyrétique et douloureuse de l'appendicite, on devra faire toutes réserves sur la possibilité de l'infection tuberculeuse ».

EXPÉRIMENTATION

Nous venons de voir que la clinique, depuis déjà longtemps, avait constaté des lésions bacillaires du tractus gastro-intestinal : mais pour la plupart des cliniciens ces lésions étaient postérieures à celles des poumons ou tout au moins concomitantes. L'expérimentation devait trancher le différend et le trancher en faveur de ceux qui soutenaient l'infection primitive de l'appareil digestif précédant celle des poumons.

1° Les premiers expérimentateurs furent Villemin et Chauveau. Villemin se proposait de démontrer la virulence et l'inoculabilité de la tuberculose, à une époque où la phtisie apparaissait comme une conséquence de la misère physiologique, soit transmise par hérédité, soit acquise par les mauvaises conditions hygiéniques. Villemin démontra : que l'inoculation du tubercule développe d'abord une lésion locale et, après un temps plus ou moins long, une généralisation dans les viscères ; il démontra aussi, et c'est le point qui nous intéresse, que la tuberculose peut se propager par les voies digestives, par l'ingestion des produits de l'expectoration ou de fragments de poumons tuberculeux. Il faisait absorber à des lapins les crachats ou les fragments de poumons prélevés à l'autopsie des cent-gardes, qui mouraient en grand nombre phtisiques, surmenés par leur service d'apparat aux Tuileries, qui les forçait à passer de nombreuses nuits en plus de leur service déjà très chargé de la journée.

En 1868, Chauveau montra, lui aussi, la possibilité d'inoculer la tuberculose aux animaux par ingestion. Il tuberculisa quatre génisses en leur faisant avaler un liquide tenant en suspension trente grammes de matière tuberculeuse, mais il obtint surtout des lésions abdominales et fit remarquer même que les lésions intestinales et celles des ganglions mésentériques étaient beaucoup plus prononcées que les lésions pulmonaires. Il montrait, en un mot, l'inoculabilité de la tuberculose par la voie digestive, mais non l'inoculabilité de la tuberculose pulmonaire. Les multiples expériences de Villemin, Parrot, Klebs, Gerlach, Günther et Harms, Bollinger, Toussaint, Peuch, Wexner ont montré les mêmes faits et établi que l'ingestion de produits tuberculeux est susceptible d'engendrer la tuberculose : que la réceptivité des différentes espèces animales pour ce mode d'infection tuberculeuse est variable : plus grande pour les ruminants (bœufs, moutons, chèvres), que pour les carnassiers (chats, chiens) : plus grande également pour le porc et les rongeurs (lapins, cobayes).

En résumé, pour les premiers expérimentateurs, l'ingestion de matières tuberculeuses peut tuberculiser l'animal, c'est-à-dire que la tuberculose se généralise dans l'organisme entier de l'animal : mais déjà Chauveau avait remarqué la prédominance des lésions tuberculeuses du côté de l'intestin et du mésentère.

2° Longtemps encore on discuta sur la priorité des lésions : la majorité des cliniciens croyaient à la priorité des lésions pulmonaires. Cependant, l'expérimentation montrait la possibilité de l'infection par le lait d'animaux tuberculeux, par la viande en apparence saine de ces mêmes animaux. Nocard a montré des exemples authentiques d'infection par l'usage de lait de vaches atteintes de mammite tuberculeuse. Koch ne reconnut « l'origine alimentaire de la tuberculose que dans les cas où l'intestin a subi la première atteinte, c'est-à-dire lorsque l'on trouve une tuberculose intestinale primitive ». Ce critérium, qui était rigoureux aux yeux des défenseurs du contage par l'alimentation, entraîna la recherche des cas de tuberculose primitive de l'intestin. Et alors on vit que de cas très rares on arrivait à en trouver un plus grand nombre depuis que l'attention était attirée sur ce point et que l'on recherchait méthodiquement la tuberculose intestinale. En 1891, Einsenhardt, sur 566 tuberculoses intestinales en trouvait une seule primitive. En 1893, Wyss en mentionnait 3 sur 76 cas. En 1900, Grosser mentionnait dans sa thèse 12 cas indiscutables. Enfin, en 1902, Zahn donna le détail de sa statistique d'autopsies pour tuberculoses intestinales : il rencontra, sur 1049 cas, 43 cas de tuberculose primitive (30 hommes, 13 femmes), soit une proportion de 2,27 %.

En regard de cette augmentation évidente de cas, le laboratoire venait apporter le contrôle nécessaire. Baumgarten nourrissait des lapins avec du lait tenant en suspension des bacilles de Koch : il les vit mourir en deux ou trois mois avec des lésions de tuberculose mésentérique et hépatique. Fischer, Wexner, Toussaint, Nocard, Arloing, Girode, Heymon poursuivent les mêmes expériences et arrivent à trouver ces lésions intestinales primitives. Strauss constate qu'il n'est pas exceptionnel de rencontrer dans les abattoirs des bêtes bovines qui « présentent une tuberculose abdominale ancienne et étendue avec des lésions tuberculeuses plus récentes et moins accusées des poumons », et réalisent ainsi une tuberculose pulmonaire par ingestion. Behring, dans ses expériences sur les cobayes, montre que l'introduction gastro-intestinale de bacilles tuberculeux aboutit à une tuberculose se manifestant en premier lieu par des tubercules miliaires avec bacilles dans le mésentère. Et c'est sur ce point qu'il édifie sa théorie : ce foyer tuberculeux va rester latent pendant des mois et des années jusqu'au moment où sous l'influence d'un ensemble de conditions (surmenage, mauvaise alimentation, hygiène défectueuse, etc.) il va faire explosion et évoluer vers la phtisie. Et poussant sa théorie jusqu'à l'extrême, Behring soutient qu'il n'existe pas un seul cas de développement spontané de la phtisie chez l'adulte et que, toujours, même dans les cas rangés sous la rubrique d'infection professionnelle (garde-malades, infirmiers, médecins, garçons de laboratoire), il s'agit en réalité de réviviscence et de développement d'un ancien foyer datant de l'enfance.

3° Behring expose sa théorie au Congrès de Cassel du 26 septembre 1903 et il renouvela cette opinion l'année suivante à la Société Berlinoise de médecine interne. Les expérimentateurs cherchèrent à contrôler cette opinion. H. Vallée faisait connaître, le 1er avril 1905, dans une note présentée à la Société de Biologie, le résultat d'expériences poursuivies en 1903 et 1904. Il disait : « La prédominance des lésions pulmonaires chez un sujet porteur d'altérations, même très discrètes de l'appareil digestif, n'autorise point à admettre que l'infection n'a pas été contractée par les voies digestives. » En octobre 1905, Vallée publiait, dans les *Annales de l'Institut Pasteur*, un nouveau travail où il s'exprime ainsi : « Chez les veaux de » boucherie nourris exclusivement au lait et reconnus tubercu- » leux à l'abattoir, on note très souvent, ainsi que l'a signalé » notre confrère et ami Césari « des lésions excessivement dé- » veloppées des ganglions médiastinaux et bronchiques coïnci- » dant avec des altérations très peu accusées des ganglions mé- » sentériques. » Poursuivant ses expériences chez le jeune veau, dans le but de renouveler les constatations de Behring sur l'extrême sensibilité des jeunes sujets à l'infection par les voies digestives, Vallée a observé, dans tous les cas, chez les sujets infectés par ce mode une prédominance très marquée des lésions des ganglions bronchiques et médiastinaux sur celles des ganglions mésentériques parfois impossibles à déceler. Recherchant quel mode d'infection réalise le plus sûrement les altérations des ganglions bronchiques que l'on rencontre si souvent chez les sujets tuberculeux, Vallée a démontré que l'infection par les premières voies respiratoires ou par la muqueuse bronchique aboutit difficilement à la production des ganglions bronchiques ; qu'au contraire, l'infection par les voies digestives constitue un mode d'inoculation entièrement favorable à l'apparition de ces lésions. Voici la conclusion de ses recherches : « On peut conclure de ces recherches : 1° que des divers modes d'infection, l'ingestion est celui qui réalise le plus sûrement et le plus vite la tuberculisation des ganglions annexes du poumon ;

» 2° Que la pénétration du bacille tuberculeux au niveau de l'intestin peut s'effectuer sans qu'il se produise de lésion apparente appréciable de la muqueuse intestinale ou des ganglions mésentériques ;

» 3° Que le bacille tuberculeux peut franchir la muqueuse intestinale et les voies lymphatiques sans y laisser de traces apparentes de son passage, se fixer et pulluler dans les ganglions bronchiques.

» On n'est donc plus autorisé à considérer que chez l'homme la tuberculose d'origine intestinale et alimentaire est relativement rare et l'on doit, tout au contraire, regarder la tuberculose pulmonaire comme relevant fréquemment de l'ingestion de poussières ou d'aliments virulents (viandes mal cuites, produits crus de charcuterie, lait). Les constatations de Rabinovitch, Mohler et Moussu qui ont démontré la virulence du lait de certaines vaches atteintes de tuberculose viscérale sans lésions mammaires apparentes, établissent parallèlement aux miennes la nécessité d'une surveillance sanitaire étroite de la production du lait. »

Calmette et Guérin ont choisi, comme sujet d'expérience, la chèvre et ils se sont proposé d'observer chez elle, *dans le tout jeune âge et dans l'âge adulte*, les effets de l'ingestion de produits tuberculeux de diverses origines,

Ils ont rendu artificiellement tuberculeuses les mamelles de chèvres avec des cultures de bacilles bovins, humains et aviaires. Les cultures de tuberculose bovine introduites sans effraction de tissus au moyen d'un tube trayeur dans la mamelle de la chèvre présentent une extrême virulence et amènent une mort rapide (moins de 60 jours), sans extension des lésions au delà de l'organe infecté. Dans les mêmes conditions, les cultures de tuberculose humaine sont peu virulentes et produisent des désordres locaux qui guérissent plus ou moins lentement. Les cultures de tuberculose aviaire et celles de bacilles pseudo-tuberculeux sont apparemment inoffensives pour la glande mammaire de la chèvre.

Les chevreaux ont été isolés avec leur mère et libres de téter à leur gré. Nous allons donner *in-extenso* la relation de l'expérience faite sur les chevreaux qui ont tété les chèvres infectées de bacilles bovins. « Le premier chevreau a été sacrifié le 45e jour. Il est resté chétif, mal développé : aspect, poids, taille d'un chevreau de 15 jours : ventre volumineux. Il présente une adénopathie intense de tous les ganglions mésentériques, y compris ceux situés le long de la courbure de l'estomac. Pas de lésions des groupes ganglionnaires plus éloignés, ni des poumons. Les ganglions mésentériques sont mous. A la coupe, leur substance corticale seule se montre farcie d'une multitude de petits tubercules remplis de bacilles. Le second chevreau meurt le 51e jour après sa naissance. Même arrêt de développement que le précédent. Mère morte 27 jours avant et il fut nourri depuis avec le lait d'une autre chèvre non tuberculeuse. A l'autopsie : adénopathie mésentérique énorme. Les ganglions apparaissent presque soudés les uns aux autres, formant un cordon de 40 centimètres gros comme l'index, dur, bosselé. A la coupe, cette chaîne est farcie de tubercules petits, durs, surtout nombreux dans la couche corticale. Quelques-uns sont caséifiés. Les ganglions latéro-aortiques sous et sus-diaphragmatiques sont normaux : de même des ganglions péri-bronchiques et rétro-pharyngiens. *Les poumons sont farcis de tubercules miliaires très jeunes, translucides, contenant des bacilles.* Ce chevreau, après avoir ingéré pendant 37 jours depuis sa naissance le lait infectant provenant d'une mère atteinte de mammite tuberculeuse d'origine bovine, a donc fait de la tuberculose miliaire aiguë du poumon consécutive à une adénopathie mésentérique primitive. »

Voici les conclusions de cette première série d'expériences : « Ces expériences montrent que les jeunes chevreaux nourris par des mères artificiellement infectées dans les mamelles avec des cultures de tuberculose bovine, humaine, aviaire ou avec des bacilles pseudo-tuberculeux du type phléole, réagissent violemment contre l'infection intestinale par leurs ganglions mésentériques. Dans tous les cas, même lorsqu'il s'agit de bacilles pseudo-tuberculeux, on leur trouve des lésions d'adénopathie mésentérique ; mais, seule, l'infection par les bacilles bovins et humains entraîne la formation de tubercules dans les ganglions. Avec le bacille bovin, l'infection, beaucoup plus grave, aboutit très vite à la caséification et se propage bientôt aux poumons. Avec le bacille humain, les lésions tendent très vite à se guérir sur place par calcification et sclérose fibreuse des follicules ganglionnaires infectés. »

Dans une seconde série d'expériences, des chevreaux nés de mères saines sont infectés directement par le tube digestif en introduisant dans le rumen, à l'aide de la sonde œsophagienne, des quantités mesurées de cultures de diverses origines mentionnées plus haut. Guérin et Calmette aboutissent à ces conclusions :

« 1° Que l'ingestion d'une faible quantité de bacilles tuberculeux d'origine bovine suffit à donner aux jeunes chevreaux une adénopathie mésentérique grave, avec formation de tubercules qui évoluent rapidement vers la caséification. Aussitôt que celle-ci commence à se produire, les lésions tuberculeuses apparaissent dans les poumons, puis dans les ganglions médiastinaux postérieurs, puis dans les ganglions péri-bronchiques. La tuberculisation pulmonaire ne survient que *secondairement*, alors que les ganglions mésentériques ne suffisent plus à retenir les bacilles tuberculeux et à les empêcher d'être entraînés dans la circulation lymphatique ;

« 2° Que l'ingestion d'une faible quantité de bacilles tuberculeux d'origine humaine paraît inoffensive pour les jeunes chevreaux, mais ne suffit pas à les vacciner contre les effets de l'ingestion ultérieure de bacilles bovins ;

« 3° Que l'ingestion de bacilles tuberculeux aviaires et pseudo-tuberculeux phléole est également inoffensive et seulement capable de produire une adénopathie mésentérique qui n'est que le résultat de la mise en œuvre des moyens normaux de défense de l'organisme contre les infections dérivées de l'intestin. Mais l'ingestion répétée de ces bacilles est incapable de donner aux animaux jeunes la moindre résistance à l'égard de la tuberculose bovine ultérieurement absorbée par le tube digestif. Elles démontrent, en outre, que, comme l'affirme Behring pour les bovidés, la tuberculose pulmonaire évoluant chez les jeunes chevreaux, dans toutes les circonstances où nous l'avons constatée, est sûrement *d'origine intestinale*. »

Dans une autre série d'expériences, Calmette et Guérin ont essayé de tuberculiser des chèvres adultes par l'ingestion de produits tuberculeux. Au mois de juin 1904 ils ont fait absorber à 4 chèvres adultes, préalablement tuberculinées et reconnues saines, une grande quantité de bacilles d'origine bovine (26 grammes de bacilles frais provenant de voiles de cinq semaines, sur bouillon glycériné) étalés en sandwich entre deux couches minces de pain. Deux mois après, épreuve de tuberculine : aucune réaction. Sacrifiées en octobre, aucune lésion tuberculeuse. Les auteurs trouvaient dans ce fait une confirmation éclatante de la thèse de Behring, et ils pensaient avec lui que les lésions tuberculeuses que l'on observe chez les animaux adultes ne sont autre chose *que le résultat de l'évolution tardive de lésions contractées dans le jeune âge et dérivant d'une infection intestinale ancienne*. Mais ils reprirent l'expérience de la façon suivante : ils préparèrent, par trituration au mortier d'agate, des émulsions fines de bacilles et ils introduisirent directement celles-ci dans le rumen à l'aide de la sonde œsophagienne. En opérant ainsi, avec des cultures d'origine *bovine*, *les chèvres adultes deviennent sûrement tuberculeuses*, et, au lieu de manifester des lésions gangiionnaires mésentériques semblables à celles que l'on observe chez les animaux jeunes, ils constatèrent *toujours l'apparition rapide de lésions tuberculeuses pulmonaires*. Les bacilles ne laissent presque aucune trace de leur passage à travers le système lymphatique de l'intestin. Calmette et Guérin concluaient de leurs expériences : « *Elles nous obligent à rejeter l'affirmation de Behring que la tuberculose de l'adulte résulte de l'évolution tardive d'une infection intestinale contractée dans l'enfance*. Nous pensons avoir démontré, au contraire, au moins en ce qui concerne l'espèce animale sur laquelle nous avons expérimenté, que les *adultes prennent plus facilement la tuberculose pulmonaire par l'intestin que les jeunes*. »

Ils ont voulu répéter avec des bovidés adultes les mêmes essais d'infection par le tube digestif et rechercher à partir de quel moment apparaissent les lésions pulmonaires après un seul repas infectant effectué dans des conditions nettement déterminées. Sachant que chez les bovidés l'ingestion spontanée d'un liquide infectant, pris dans un seau par exemple, constitue un mauvais moyen de contamination, parce que la plus grande partie du liquide absorbé tombe dans le rumen, vaste réservoir inerte dans lequel les matières séjournent pendant un temps souvent fort long et subissent les effets de sucs digestifs et de fermentations microbiennes dont le rôle paraît être défavorable à la conservation de la vitalité des bacilles tuberculeux, les auteurs ont porté directement le liquide virulent à l'aide d'une sonde flexible dans l'œsophage. Ces précautions qui, en apparence, semblent s'écarter des conditions habituelles de contamination, ne font au contraire que se rapprocher de la contamination naturelle : le petit bol salivaire, qui chez les bovidés succède aux lèchements, évite le rumen et glisse par la gouttière œsophagienne jusqu'au 3e et 4e estomac. C'est presque sûrement de cette manière que s'accomplit le mécanisme de l'infection par cohabitation dans les étables.

Voici le résumé des expériences faites sur 4 vaches adultes : « Ainsi sur 4 vaches adultes qui ont ingéré chacune un seul repas infectant avec des quantités croissantes de bacilles provenant de la même culture d'origine bovine, nous voyons que déjà *29 jours après le repas infectant, toutes réagissent à la tuberculine*. L'une d'elles, la plus âgée (7 ans), qui a fait le repas le plus copieux, est sacrifiée le 30e jour. Elle ne présente aucune lésion, ni ganglionnaire, ni pulmonaire ; mais ses ganglions mésentériques, bronchiques et rétro-pharyngiens renferment cependant des bacilles dont l'inoculation au cobaye seule a révélé la présence.

» La seconde, âgée de 4 ans, sacrifiée le 45e jour, ne porte pas de lésions ganglionnaires ni pulmonaires visibles. Ce pendant, par l'inoculation au cobaye, on trouve que le sommet du poumon droit renferme déjà des bacilles tuberculeux et que presque tous ses groupes ganglionnaires s'en sont débarrassés, sauf le groupe mésentérique.

» La troisième, âgée de 5 ans, sacrifiée le 60e jour, est encore en pleine réaction défensive ganglionnaire, ses ganglions rétro-pharyngiens sont infectés, sans présenter cependant aucun tubercule.

» La quatrième, âgée de 3 ans, sacrifiée le 75e jour, bien qu'ayant ingéré seulement 0 gr. 10 de bacilles, porte des lésions ganglionnaires nettement tuberculeuses, et ses deux poumons sont déjà le siège de tubercules en voie de caséification. Les faits relatés dans notre précédent mémoire et ceux que nous venons d'exposer, attestent avec évidence l'origine intestinale extrêmement fréquente, sinon exclusive de la tuberculose pulmonaire. »

L'expérimentation a montré tout d'abord que l'ingestion de matières tuberculeuses peut tuberculiser l'animal ; ensuite qu'elle peut localiser à l'intestin et aux ganglions mésentériques le bacille de Koch. Enfin, elle a prouvé que le bacille de Koch peut franchir l'intestin, les ganglions mésentériques et envahir les ganglions médiastinaux bronchiques et en dernier lieu les poumons.

PATHOGÉNIE

De toutes les expériences que nous venons de rapporter, nous pouvons dégager la pathogénie. Elle est restée longtemps obscure, et ce sont les expériences faites dans ces dernières années qui ont pu nous donner une idée exacte de son mécanisme. On a cru tout d'abord que l'acide du suc gastrique devait détruire le bacille de Koch, et c'était une des principales objections que l'on faisait à la possibilité de tuberculiser un animal par la voie gastro-intestinale. Mais les expériences de Chauveau, Gerlach, Klebs, Toussaint vinrent porter le premier coup à cette opinion. Des recherches plus précises sur l'action du suc gastrique sur les bacilles de Koch furent alors entreprises. Wexner se servait de suc gastrique artificiel dans lequel il faisait digérer des fragments d'organes tuberculeux qu'il inoculait ensuite dans le péritoine de lapins. Strauss et R. Wurtz reprirent ces expériences en se rapprochant encore davantage des conditions naturelles de l'infection gastro-intestinale. Ils se servirent de suc gastrique naturel provenant d'un jeune chien vigoureux, porteur, depuis plusieurs mois, d'une fistule gastrique ; ce suc gastrique était très actif et digérait facilement le blanc d'œuf cuit. Ils employèrent des cultures pures de bacilles tuberculeux faites sur gélose glycérinée et assez âgées (6 semaines à 2 mois). Voici la façon dont furent conduites les expériences : dans de petits flacons contenant un centimètre cube de suc gastrique fraîchement recueilli on semait une anse de fil de platine de la culture tuberculeuse ; puis ces flacons étaient mis à l'étuve, à la température de 38°, pendant un laps de temps de 1, 2 et jusqu'à 8 heures : au bout de ce temps, le contenu de ces divers flacons était inoculé à la dose d'une demi-seringue de Pravaz dans le péritoine ou le tissu cellulaire sous-cutané de lapins et de cobayes. Ces animaux furent sacrifiés au bout de 30 à 40 jours.

A l'autopsie, on constata que tous les animaux qui avaient reçu des cultures ayant séjourné dans le suc gastrique pendant 1 à 6 heures étaient devenus tuberculeux. Ceux inoculés dans le péritoine présentaient une tuberculose généralisée au péritoine, au foie, à la rate et aux poumons : ceux qui avaient été inoculés sous la peau présentaient au point d'inoculation un abcès caséeux, riche en bacilles. Ces expériences continuées ont montré que le bacille de Koch conserve encore sa virulence après un séjour de dix-huit heures dans le suc gastrique du chien, à l'étuve de 38°. Elles montrent que les bacilles sporulés de la tuberculose présentent une résistance très grande à l'action du suc gastrique. Dans ces expériences, *in vitro*, où le suc gastrique pur agit directement sur la culture pure, l'action de ce suc doit être bien plus énergique que lorsqu'on a affaire à des substances tuberculeuses ingérées dans l'estomac. Dans ce cas, en effet, les bacilles sont contenus dans les tissus (viandes, viscères), et en partie protégés par eux. D'autre part, le suc gastrique est dilué par les aliments et les boissons ; enfin, la durée du séjour des aliments dans l'estomac atteint rarement la limite de six heures ; on peut donc en conclure qu'il serait chimérique de compter, chez l'homme, sur l'intervention du suc gastrique pour le garantir contre le danger de l'ingestion de produits tuberculeux.

En effet, Rokitansky, Forster, ont cité des faits d'ulcérations gastriques semblant répondre à une inoculation tuberculeuse primitive. Récemment, Litten en a publié un cas vérifié à l'autopsie et Ruge en a rapporté une observation démonstrative. En somme, les cas de tuberculose stomacale se rencontrent de jour en jour plus nombreux, depuis qu'on les recherche en clinique et dans les laboratoires.

Nous savons donc maintenant que le bacille de Koch peut franchir la première barrière qu'on lui opposait, et le voici dans l'intestin. Dans le milieu alcalin de l'intestin, il reprend son entière virulence. L'infection directe par la muqueuse exige un certain nombre de conditions :

1° Une stagnation des matières fécales, favorable au développement du bacille de Koch, d'où la fréquence des localisations en certaines régions (terminaison de l'intestin grêle, cœcum) et leur rareté en d'autres (portion initiale de l'intestin grêle) ;

2° Une effraction de la muqueuse au point de stagnation. C'est là une éventualité fréquente : la perte de substance reconnaît alors une origine mixte, mécanique et infectieuse. L'influence des lésions intestinales antérieures est bien démontrée : « Les diarrhées négligées, dit Fonssagrives, ne sont pas moins à redouter que les rhumes négligés et pour la même raison. » Le rôle de cette entérite prétuberculeuse, démontrée souvent en clinique (Rilliet et Barthez, Girode), a été prouvé par les expériences de Baumgarten et Orth. Ces derniers auteurs, mélangeant aux aliments tuberculisés des corps pointus, ont vu se créer de petites érosions sur la muqueuse intestinale : ils purent ainsi augmenter considérablement le nombre des animaux infectés par voie digestive. Et encore cette dernière condition, l'effraction de la muqueuse, n'est-elle pas nécessaire. Nous savons aujourd'hui, Dobroklonsky l'a vérifié expérimentalement, que le bacille de Koch peut traverser une paroi intestinale saine, gagner soit la circulation veineuse porte, soit la circulation lymphatique générale (Nicolas et Descos) et revenir se localiser sur l'intestin. De sorte que l'infection, tout en ayant un point de départ intestinal, se ferait encore par la circulation générale.

Ravenel a fait ingérer à des chiens une émulsion de bacilles tuberculeux et de beurre fondu dans l'eau chaude ; il les a sacrifiés quatre heures après : il a inoculé à des cobayes du chyle et une émulsion de ganglions mésentériques et il est parvenu à les tuberculiser 8 fois sur 10. Les chiens n'avaient pourtant aucune lésion intestinale.

Enfin, nous trouvons les conclusions suivantes dans le premier article de Calmette et Guérin, sur l'origine intestinale de la tuberculose pulmonaire, paru dans les *Annales de l'Institut Pasteur* (octobre 1905) : « Que conclure de ces faits, sinon que les animaux *adultes* peuvent très facilement contracter la tuberculose par le tube digestif, lorsqu'ils ingèrent des bacilles tuberculeux virulents, disséminés dans un liquide, et que les bacilles traversant la muqueuse intestinale, *sans y produire de lésions*, avec les matériaux constituants du chyle, ne sont que très imparfaitement retenus par les ganglions mésentériques dont la texture diffère beaucoup de celle que l'on observe chez les animaux *jeunes*.

Les ganglions de ces derniers (jeunes) montrent les follicules et les cordons folliculaires pressés les uns contre les autres et ne laissant aucun vide dans les intervalles des vaisseaux sanguins. La portion caverneuse avoisinant le hile est très réduite : les travées sont bourrées de cellules lymphatiques.

Chez l'adulte, au contraire, ainsi que nous avons pu l'observer constamment par la comparaison de nos coupes, la couche corticale montre les follicules plus espacés, séparés par des cloisons fibreuses et la portion caverneuse occupe une étendue beaucoup plus grande. En outre, les travées de celles-ci sont lâches, distendues et on y trouve en grand nombre des vacuoles et de véritables canaux notablement plus larges que les cellules lymphatiques qu'ils renferment.

Quand on réfléchit à ces différences de structure qui se retrouvent également dans les ganglions péribronchiques et ceux du médiastin, on comprend que la lymphe apportée aux ganglions par des canaux afférents jusque dans la couche folliculaire, circule plus lentement chez le jeune animal ou chez l'enfant, s'y filtre mieux et s'y débarrasse par suite plus sûrement des bacilles tuberculeux ou des autres microbes qu'elle peut contenir.

Tandis que les ganglions de l'adulte, avec alvéoles plus lâches, ne constituent qu'un filtre imparfait, rempli de fissures par où les bacilles sont facilement entraînés vers ce hile jusqu'aux canaux efférents et de là dans la circulation lymphatique.

Les bacilles tuberculeux, qui ont pénétré avec le chyle dans les chylifères de l'intestin, franchissent donc très facilement chez l'adulte la barrière ganglionnaire mésentérique, dans les leucocytes polynucléaires qui les ont déjà englobés. Ils sont alors charriés par la lymphe jusque dans le canal thoracique, puis dans la veine sous-clavière gauche, puis dans le cœur droit, d'où ils sont lancés par l'artère pulmonaire dans le réseau capillaire du poumon. Celui-ci, enserré dans un lacis conjonctif extrêmement dense, les arrête comme une bougie filtrante retient les microbes et les granulations tuberculeuses se constituent alors suivant le mécanisme si bien étudié et décrit par A. Borrel en 1893.

Dans le jeune âge, lorsque les bacilles tuberculeux, ingérés et arrêtés par les ganglions mésentériques sont très nombreux ou très virulents, et que les tubercules formés dans la couche folliculaire des ganglions se caséfient, déversant leurs bacilles dans les canaux efférents, les microbes véhiculés par la lymphe, puis par le sang veineux, se dispersent dans le poumon ou dans d'autres organes : ils sont, à cette époque de la vie, moins facilement arrêtés par les capillaires lâches du poumon que par ceux des organes dont le tissu conjonctif est alors plus dense, tel que celui qui tapisse les articulations, les séreuses et principalement les méninges. Aussi les localisations méningées, osseuses ou articulaires sont-elles infiniment plus fréquentes chez les enfants que chez les adultes.

Dans tous les cas, chez l'enfant comme chez l'adulte, la rupture des tubercules caséifiés détermine la libération des bacilles qui sont expulsés au dehors (avec les crachats, par exemple, dans les tuberculoses pulmonaires ouvertes) ou qui, englobés par de nouveaux leucocytes et charriés par les lymphatiques environnants, vont s'arrêter dans les ganglions voisins (adénopathie trachéo-bronchique de l'enfant) ou traversent ceux-ci pour rentrer par le canal thoracique et le cœur droit, qui les renvoie aux capillaires du poumon avec le sang à hématoser. Ce processus nous est apparu très évident chez plusieurs de nos chèvres adultes, infectées à la sonde œsophagienne.

Ainsi s'expliquent les éruptions successives de tubercules qui apparaissent toujours chez les sujets porteurs de lésions caséifiées. Il suffit d'examiner le poumon d'un tuberculeux à cavernes pour constater que le parenchyme pulmonaire porte, à sa surface d'abord, puis dans sa masse, une foule d'îlots de tubercules à tous les stades du développement. Chacun de ces stades correspond sans nul doute à une réinfection produite, *soit* par le déversement d'une nouvelle quantité de bacilles par le canal thoracique dans le torrent circulatoire veineux, *soit* par une réinfection intestinale occasionnée par la déglutition de crachats bacillifères. »

On pourra objecter que ces expériences ont été faites avec

des cultures pures de bacilles tuberculeux absorbés en quantité considérable, mais que dans la pratique il est loin d'en être ainsi. Cependant, si on remarque que le véhicule le plus habituel du bacille de Koch est le lait, que l'on en fait absorber des quantités relativement considérables, on reconnaîtra que l'infection se renouvelle fréquemment et que la quantité de bacilles absorbés finit par devenir très grande. En effet, le lait tend de jour en jour à occuper une place de plus en plus grande, soit comme médicament, soit comme aliment. De plus, comme les recherches de Moussu, d'Alfort, l'ont démontré, le lait d'apparence normale venant de vaches tuberculeuses peut contenir des bacilles virulents, même lorsque la mamelle est indemne, et peut sous certaines conditions, par alimentation, par inoculation, tuberculiser des animaux d'expériences, peut même, comme il l'a prouvé, tuberculiser des veaux d'élevage, lorsque l'allaitement est prolongé suffisamment de temps. Le fait est indéniable, le lait des vaches tuberculeuses, même indemnes de lésions mammaires, est dangereux.

Le danger pour l'espèce humaine est, à l'avis de Moussu, très réel ; non pas qu'une personne adulte puisse ou doive se tuberculiser parce qu'elle absorbera quelques tasses de lait contenant des quantités infinitésimales de bacilles, non ; mais parce que chez des enfants l'ingestion répétée de ces quantités infinitésimales durant des semaines, des mois et parfois des années, doit finir comme chez les animaux d'expériences, par infecter leur organisme et par les tuberculiser.

On ne peut assurément pas en poursuivre la preuve expérimentale, mais c'est probablement là qu'il faut chercher l'explication de l'apparition si inattendue de cas de tuberculose chez des enfants vivant en milieu sain, dans des familles jusque-là intactes et dont les parents sont indemnes. Certaines coïncidences, bien connues des vétérinaires, en ont depuis longtemps poussé un grand nombre à soutenir cette opinion, et elle vient de recevoir un solide appui par les travaux de l'Institut Pasteur de Lille.

On sait bien qu'elle n'est pas à l'abri de toute critique, et parmi les médecins spécialistes les plus autorisés il s'en trouve qui affirment qu'il ne saurait en être ainsi, parce que la règle est que chez les enfants tuberculeux, ce sont les lésions trachéo-bronchiques qui dominent, et non les lésions abdominales qui, leur semble-t-il, devraient être plus évidentes !

L'objection n'est qu'apparente. On peut se tuberculiser par l'appareil digestif et ne présenter que des lésions thoraciques, parce que ce sont surtout les organes de la cavité thoracique qui sont les organes de prédilection du bacille tuberculeux.

Il est acquis aujourd'hui que des bacilles peuvent traverser un ganglion mammaire et même la mamelle entière sans s'y arrêter, sans y faire de lésions, peuvent traverser un intestin intact, passer dans des ganglions mésentériques, qui restent sains en apparence, et se retrouver dans le chyle recueilli par fistule du canal thoracique, comme Moussu a pu s'en assurer ; les voilà, dès lors, amenés dans les viscères thoraciques qui leur prêtent l'abri le plus sûr et le plus propice à leur développement ; et c'est là qu'ils font des lésions, c'est là qu'on les constate, sans que, comme on le voit, l'objection du début soit fondée.

Tout semble donc prouver que, au point de vue de l'hygiène publique, il est du plus haut intérêt de veiller à la qualité du lait, c'est-à-dire non pas seulement d'en poursuivre les fraudes, mais surtout d'en contrôler la production.

PROPHYLAXIE

Si on accepte les considérations précédentes, il semble que l'on ne devrait admettre dans l'industrie laitière, pour la production du lait cru pour la consommation courante, que des vaches indemnes de tuberculose, indemnes de maladies graves quelconques, indemnes de lésions des mamelles. Pour réaliser cette prophylaxie, diverses mesures seraient nécessaires :

1° Inspection des vacheries rendue obligatoire ;

2° L'injection de tuberculine pour dépister la tuberculose chez les animaux suspects.

1° *Inspection des vacheries rendue obligatoire.* — Pour obtenir contre la tuberculose des résultats utiles par la prophylaxie, il faudrait que les mesures prises soient des mesures générales, que la surveillance soit uniforme sur tout le territoire, que les efforts soient coordonnés ; sans quoi ils resteront perdus, condamnés à l'avance à l'impuissance absolue.

C'est ce qui arrive à l'heure actuelle ; quelques départements ont réalisé une organisation sanitaire excellente et essayé de lutter : mais les voisins n'ont rien fait, et comme les transactions commerciales se rapportant aux échanges et transports d'animaux deviennent chaque jour plus nombreuses, il en résulte que l'effet définitif reste nul. Notre organisation sanitaire pèche par la base, elle n'a pas la moindre uniformité, pas la moindre coordination, et tant qu'il en sera ainsi les dépenses concédées par les pouvoirs publics seront faites en pure perte, aucun progrès ne sera réalisé.

Les villes se protègent tant bien que mal au point de vue de l'hygiène publique par l'inspection des abattoirs et marchés, mais elles n'ont pris jusqu'ici aucune réelle garantie de sécurité relativement à l'emploi d'une denrée alimentaire aussi répandue que le lait. Il importe au plus haut point qu'il soit établi une inspection de vacheries et une inspection de la production du lait ; car si les administrateurs n'arrivent pas à en comprendre l'opportunité et la nécessité, il n'y a pas de raison pour que l'état de choses actuel ne se perpétue indéfiniment et ne s'aggrave.

2° *Injection de tuberculine pour dépister la tuberculose chez les animaux suspects.* — Nocard fut en France le propagateur ardent de la tuberculine comme agent révélateur de l'existence même de la tuberculose chez les animaux, et c'est de 1892 que date son emploi en médecine vétérinaire.

Inoculée en quantité déterminée à des animaux sains, la tuberculine reste sans effets sensibles ; tandis que si cette inoculation est faite à des animaux même légèrement tuberculeux, il en résulte toujours une réaction fébrile, une réaction thermique suffisante pour affirmer l'existence de la tuberculose. Réaction fébrile de 1°5 au-dessus de la moyenne, considérée comme suffisante lorsqu'elle se produit de la 12ᵉ à la 18ᵉ heure après l'injection de tuberculine. Depuis longtemps l'expérience a fait loi, et dans le monde entier la tuberculination est la méthode la plus précieuse pour le diagnostic des formes cachées des tuberculoses animales et de la tuberculose bovine en particulier. Les lésions débutantes les plus minimes, les formes les plus larvées sont révélées par son emploi judicieux, alors que toutes nos autres méthodes cliniques ou de laboratoire restaient impuissantes à les déceler.

Assurément, ce serait peut-être aller un peu loin que de dire que c'est la méthode toujours infaillible, mais s'il y a eu et s'il y a encore parfois des erreurs d'interprétation commises, c'est ordinairement avec les réactions thermiques douteuses ou les réactions négatives, mais non avec les réactions franchement positives.

Lorsqu'il fut bien démontré que la tuberculine permettait de reconnaître tous les cas de tuberculose pouvant exister sur le bétail des exploitations rurales, même à l'insu des possesseurs d'animaux, il sembla que l'on avait alors en main une arme puissante dans la lutte contre la tuberculose du bétail. Dès l'instant où il devenait possible de reconnaître même les formes les plus cachées de la maladie, il en résultait comme conséquence logique la réforme des malades en vue d'une utilisation hâtive pour la boucherie. Les exploitations se trouvant ainsi épurées, il ne s'agissait plus, *en théorie*, que d'une surveillance très attentive des conditions d'hygiène après désinfection profonde des étables, pour se sentir à l'abri de toute invasion ultérieure. La tuberculine apparut donc comme le moyen le plus précieux de faire de la prophylaxie privée, car son emploi ne fut jamais rendu obligatoire, et elle reste à l'heure actuelle notre meilleur moyen d'action pour nous opposer à la diffusion de la tuberculose dans les exploitations rurales.

Mais il ne suffit pas de voir les choses en théorie, il faut aussi et surtout les voir en pratique ; et malheureusement l'expérience du temps nous a montré combien les illusions du début étaient grandes. L'isolement des malades d'une part, et celui des sujets sains dans des locaux neufs ou parfaitement désinfectés, d'autre part, représentent les deux mesures essentielles pour enrayer la diffusion de la maladie, à la condition toutefois qu'il n'y ait pas de réintroduction accidentelle de malades dans l'étable saine. Rien ne paraît plus simple !

Mais cet isolement et cette désinfection ne sont applicables que dans certaines exploitations, où les locaux ne font pas défaut et où le personnel est convaincu de la nécessité d'exécuter scrupuleusement les prescriptions ordonnées. Et encore, même dans ces conditions, le résultat n'est pas toujours celui qu'on attend ! Il faut bien faire des échanges commerciaux, réaliser des introductions diverses, infuser un sang étranger sous peine de voir des élevages péricliter. Que parmi les animaux nouvellement introduits il y en ait un qui soit tuberculeux, qu'il séjourne quelque temps dans l'étable commune et alors tout sera à recommencer, car un séjour de quelques semaines parfois ou de quelques mois le plus souvent est largement suffisant pour contaminer une étable saine.

Les tuberculinations et les rétuberculinations périodiques sont nécessaires pour maintenir l'épuration, pour découvrir des animaux qui pourraient être contaminés une première fois, mais n'auraient pas encore des lésions suffisantes pour réagir positivement à une première épreuve de tuberculine, alors qu'ils le font à la seconde ; pour s'assurer que les recrues nouvelles n'avaient pas, comme cela se fait trop souvent aujourd'hui, été l'objet de manœuvres frauduleuses au moment de l'acquisition.

Il importe d'autre part de ne pas perdre de vue, et il faut bien l'avouer, que la tuberculine a un gros inconvénient : elle nous révèle les différentes formes de tuberculose, mais elle ne nous renseigne en aucune façon sur leur degré de gravité. La réaction thermique à la tuberculine n'est pas proportionnelle à l'intensité des lésions tuberculeuses, voilà quel est le principal inconvénient de la tuberculine aux yeux du public et voilà pourquoi, après tant d'années, il est encore si peu d'éleveurs qui consentent à l'utiliser de façon régulière et méthodique pour protéger leur troupeau. La théorie de l'extinction de la tuberculose par mesures sanitaires de prophylaxie, si simple en apparence, se montre donc d'une pratique déjà bien complexe dans les exploitations modèles. Or, ces mesures deviennent totalement impraticables, irréalisables dans les exploitations de petite culture, qui sont les plus nombreuses. Voilà pourquoi, malgré tout ce qui a été dit et tout ce qui a été fait depuis dix ans, la tuberculose bovine reste plus florissante que jamais.

Ces considérations suffiront pour faire apprécier le peu d'efficacité de l'effort tenté avec la tuberculine, parce que cet effort n'a pas été général, parce que les bons effets obtenus en certains points ont été annihilés par la négligence des régions voisines. D'ailleurs et bien que ce ne soit pas consolant, le cas n'est pas absolument spécial à la France, et si en Belgique, en Allemagne, en Hollande et en Danemark on a obtenu des résultats plus satisfaisants à la faveur d'une organisation sanitaire plus perfectionnée, ces résultats n'ont pas non plus été parfaits, et comme le disait le professeur Bang au Congrès vétérinaire de Budapest de 1905, on ne peut espérer par cette méthode que faire reculer la maladie.

Vaccinations anti-tuberculeuses. — Aussi comprendra-t-on que dans ces conditions ce soit avec une très réelle satisfaction que l'on ait accueilli les premières données satisfaisantes se rapportant à des tentatives de vaccinations anti-tuberculeuses. Dans bien des laboratoires ces essais avaient été tentés par les méthodes les plus diverses. A l'heure actuelle, la méthode de vaccination dite méthode de Behring et les recherches de contrôle auxquelles elle a été soumise commencent à permettre, sinon de se faire une idée absolument précise sur sa valeur définitive, du moins d'entrevoir peut-être la possibilité d'une vaccination pratique.

La vaccination Behring contre la tuberculose bovine est effectuée avec du virus humain, avec une variété de cultures de tuberculose humaine peut virulente que le professeur de Marbourg entretient depuis de longues années dans son laboratoire. La vaccination se fait avec des bacilles vivants. Ce virus humain joue à l'égard des animaux de l'espèce bovine le rôle de virus atténué, c'est-à-dire de vaccin.

La vaccination se fait en deux temps ou en deux fois, par injection intra-veineuse d'une culture vivante de tuberculose humaine (bovo-vaccin), en émulsion homogène dans de l'eau ou du sérum physiologique. La première dose de vaccin doit contenir 4 milligrammes de bacilles, c'est l'unité vaccinale ; la seconde dose 20 milligrammes des mêmes bacilles, c'est-à-dire cinq unités vaccinales.

Les deux vaccinations se font à trois mois d'intervalle, et à qui s'étonnerait d'un si grand laps de temps entre les deux vaccinations, il suffira de répondre que les bacilles tuberculeux du vaccin sont extrêmement longs à se résorber dans l'organisme en expérience et qu'il est indispensable, jusqu'à ce jour tout au moins, de se conformer rigoureusement à ces délais.

Après la seconde vaccination, il faut encore attendre trois mois pour considérer le résultat comme effectif, c'est-à-dire que, au minimum, la vaccination demande six mois pour s'établir et *six mois durant lesquels les sujets utilisés devront être soustraits aux chances de contamination naturelle*. En d'autres termes, il faut avec la vaccination six mois d'isolement. Il importe, bien entendu, d'autre part, que les sujets à vacciner soient indemnes de tuberculose avant la mise en expérience, ce dont on s'assure par une injection révélatrice de tuberculine ; et c'est pour cela que Behring recommande de ne vacciner que de jeunes veaux, âgés de quelques mois seulement, ayant eu par suite peu de chances de contamination durant leur existence.

Des essais ont aussi été tentés, en Allemagne seulement, sur des bovidés adultes, et bien que, *a priori*, on ne voie pas pourquoi cette vaccination ne réussirait pas aussi bien sur les bovidés adultes indemnes que sur les jeunes, il ne semble pas que les résultats aient été très encourageants.

En France, les expériences de contrôle de la méthode Behring ont été entreprises à Melun fin 1904, sous les auspices de la Société de médecine vétérinaire pratique de Paris et sous la surveillance de MM. Rossignol et Vallée. Elles ont été réalisées dans des conditions qui les mettent à l'abri de tout reproche technique. Le 11 décembre 1904, des veaux indemnes de tuberculose et choisis de races diverses, subirent les premières vaccinations, et le 11 mars 1905 on leur inocula le second vaccin. Conformément aux indications de Behring ce fut trois mois après que la vaccination fut considérée comme effective, et c'est en juin 1905 qu'eurent lieu, comparativement avec des témoins, les inoculations d'épreuve, c'est-à-dire l'inoculation de doses tuberculeuses bovines cette fois, capables de rendre sûrement tuberculeux les sujets pris comme témoins.

Un premier fait se dégage de ces résultats d'une vaccination pratiquée très méthodiquement : *c'est que le vaccin, injecté selon les principes édictés, s'est montré inoffensif.*

Ce résultat est-il absolu ? Il y a lieu de l'espérer, mais il sera à mettre en parallèle avec celui très différent formulé par certains expérimentateurs allemands.

La vaccination s'est-elle montrée efficace ? Oui. Et voici de quelle façon la double preuve en a été faite.

1° On prit d'une part six vaccinés et six témoins choisis dans des conditions aussi identiques que possible et on les soumit tous à l'inoculation intra-veineuse d'une même dose d'épreuve de tuberculose bovine.

Tous les témoins, ainsi que cela devait être d'ailleurs, contractèrent la tuberculose, trois succombèrent en cours d'expérience avec des lésions aiguës, les trois autres, à l'abattage, le 3 décembre 1905, trouvés porteurs de grosses lésions viscérales.

Chez les vaccinés, au contraire, sacrifiés à la même date, quatre sur six ne présentèrent absolument rien de decelable à l'œil nu, à l'exploration des viscères ou des ganglions. Deux offrirent de petites lésions du ganglion du médiastin postérieur pour l'un, des ganglions bronchiques et médiastinaux pour l'autre.

Le résultat n'a pas été parfait ni absolu, mais l'efficacité de la vaccination ou tout au moins l'augmentation énorme de la résistance des vaccinés ne saurait être mise en doute.

2° On prit, d'autre part, sept vaccinés et sept témoins qui furent éprouvés par l'inoculation d'une même dose virulente sous la peau du cou.

Les résultats trouvés à l'abattage furent les suivants :

Chez les témoins l'infection se propagea jusque dans les poumons chez cinq d'entre eux ; chez les deux autres, elle ne dépassa pas l'entrée de la poitrine.

Chez les vaccinés, cette infection resta localisée au point d'inoculation chez quatre d'entre eux, gagna le ganglion préscapulaire chez deux, et toucha le ganglion de l'entrée de la poitrine chez un.

L'immunité relative conférée par la vaccination est indubitable encore, mais elle n'a pas été ici suffisante pour tuer et immobiliser sur place les bacilles de l'inoculation d'épreuve.

3° Une troisième épreuve, celle dite de la cohabitation, celle qui aura une portée réellement pratique et qui consiste à placer des vaccinés en contact prolongé avec des tuberculeux dangereux n'est pas encore terminée.

Des témoins prennent toujours la tuberculose dans ces conditions après un temps variable, reste à savoir si les vaccinés qui résistent mieux, on le sait déjà, la prendront tardivement ou resteront indemnes. C'est celle-là seule qui aura de la valeur définitive, car c'est l'épreuve qui par excellence répond à ce qui se passe dans la vie courante des pays d'élevage .

MM. A. Calmette et G. Guérin, au cours de leurs recherches sur l'origine intestinale de l'infection tuberculeuse, ayant reconnu que les bacilles de Koch tués par la chaleur ou traités par divers réactifs peuvent traverser la paroi intestinale aussi aisément que les bacilles vivants, ont songé à utiliser ces cadavres de bacilles pour réaliser la vaccination.

Les expériences, annoncent les deux savants, ont confirmé leurs provisions, et, dès à présent, l'on a tout droit d'espérer pouvoir appliquer la méthode nouvelle à l'espèce humaine. Voici la conclusion de leur mémoire : « De multiples expériences, effectuées dans un autre but, nous ayant montré que les bacilles tuberculeux tués par la chaleur ou traités par divers réactifs, passent à travers la paroi intestinale avec la même facilité que les bacilles vivants et se retrouvent dans les ganglions mésentériques et jusque dans les poumons, nous avons recherché si les jeunes animaux (veaux et chevreaux) auxquels on fait ingérer, à 45 jours d'intervalle, deux doses de 5 à 25 centigrammes de bacilles morts ou diversement modifiés dans leur vitalité et leur virulence, peuvent ensuite supporter impunément l'injection d'un repas de cinq centigrammes de tuberculose bovine fraîche, sûrement infectante pour les témoins.

Nous avons pu nous convaincre jusqu'à présent que les bacilles tuberculeux bovins, tués par cinq minutes d'ébullition ou simplement chauffés pendant cinq minutes à 70° et ingérés dans les conditions déterminées, vaccinent parfaitement après quatre mois et pour un temps dont il ne nous est pas encore possible de fixer la durée, contre l'infection virulente par les voies digestives.

Dès à présent nous sommes fondés à admettre qu'on peut vacciner les jeunes veaux par simple absorption intestinale de bacilles modifiés par la chaleur et que cette méthode de vaccination ne présente aucune sorte de danger. Il reste à multiplier les expériences sur un nombre d'animaux suffisants pour justifier son application à la prophylaxie de la tuberculose bovine. Et, si les résultats énoncés ci-dessus sont conformes, rien ne paraît devoir s'opposer à ce que cette méthode de vaccination, sûrement inoffensive, soit appliquée à l'espèce humaine.

Nous pensons qu'il sera possible de mettre les jeunes enfants à l'abri de l'infection naturelle en leur faisant ingérer, peu de jours après leur naissance, et une seconde fois quelques semaines plus tard, une très petite quantité de bacilles tuberculeux d'origine humaine et bovine modifiés par la chaleur et mélangés d'un peu de lait.

La seule précaution essentielle qu'il sera nécessaire et qu'il ne sera pas toujours aisé de prendre, consistera à tenir les enfants ainsi vaccinés pendant quatre mois au moins, à l'abri de toute contamination tuberculeuse.

Pour répondre à cette indication, on sera sans doute amené à créer, surtout pour les nouveau-nés de parents tuberculeux, des nourriceries spécialement surveillées en vue d'y empêcher l'introduction de tout germe tuberculeux d'origine humaine ou bovine susceptible d'infecter les enfants, jusqu'à ce qu'ils aient acquis l'immunité vaccinale.

Nous devons croire que les difficultés d'application que présente une telle mesure seraient de peu de poids en regard des immenses intérêts sociaux qu'il s'agit de sauvegarder et des avantages que trouveraient l'humanité à préparer pour l'avenir une race d'hommes réfractaires à la tuberculose.

MM. Roux et Vallée, d'Alfort, poursuivent des recherches dans le même sens que MM. Calmette et Guérin, et les résultats obtenus par eux concordent jusqu'ici de manière remarquable avec ceux des expériences de MM. Calmette et Guérin.

MM. S. Arloing et Stazzi ont entrepris des recherches pour éprouver le degré de susceptibilité à l'infection tuberculeuse par les voies digestives des chevreaux à la mamelle.

Quatorze chevreaux ont ingéré à cinq reprises, en l'espace d'un mois, des bacilles empruntés à diverses souches humaines et bovines, ainsi que des bacilles du cheval, de la poule et le bacille acidophile bovin de Moeller. La virulence de ces bacilles était appréciée par des inoculations au lapin, au cobaye et à la chèvre.

Les chevreaux ont été gardés de 7 à 8 mois, l'un d'eux quinze mois, durant lesquels on a étudié le pouvoir agglutinant de leur sang, qui a oscillé entre 1/5 et 1/15 et leur sensibilité à la tuberculine, à laquelle ils réagissent plus ou moins vivement.

A l'autopsie, on les a trouvés exempts de lésions tuberculeuses macroscopiques, sauf celui qui avait ingéré des bacilles bovins très virulents et dont l'appareil digestif était fortement tuberculisé. Sur tous les chevreaux, l'étude histologique des organes a permis de constater un grand développement du système folliculaire des ganglions lymphatiques et des nodules lymphadénoïdes intra-pulmonaires. Sur deux animaux seulement existaient de légères altérations très circonscrites du poumon et du foie, attribuées d'ordinaire à la réaction de ces organes contre l'infection tuberculeuse.

Les auteurs concluent : « 1° Que l'organisme du très jeune chevreau se défend efficacement contre l'infection intestinale par toutes les variétés de bacilles tuberculeux d'animaux à sang chaud, pourvu que la virulence de ces microbes ne dépasse pas le pouvoir tuberculigène moyen du bacille humain ; 2° qu'il est logique de déduire que la voie digestive s'offre à nous pour produire l'immunisation active chez tous les jeunes ruminants à l'aide de bacilles humains ou bovins convenablement modifiés ; 3° que l'expérimentateur jouit d'une assez grande latitude dans le choix de ces bacilles. »

En résumé, c'est vers la vaccination anti-tuberculeuse bovine que se tournent les savants pour arrêter les progrès de la tuberculose bovine et par là même prévenir les chances de contagion les plus habituelles de l'espèce humaine.

CONCLUSIONS

I. La clinique nous montre qu'il y a un syndrome gastro-intestinal précurseur de la tuberculose pulmonaire.

II. L'expérimentation nous prouve d'une manière évidente la sûreté de l'infection tuberculeuse par l'absorption de produits tuberculeux. Ces produits infectent d'abord le tractus gastro-intestinal, et par cette voie d'entrée les bacilles se répandent ensuite dans l'économie et viennent secondairement pulluler dans le parenchyme pulmonaire.

La tuberculose pulmonaire est donc le plus souvent secondaire à l'infection gastro-intestinale.

III. La lutte contre la tuberculose pulmonaire exige des mesures de prophylaxie contre la tuberculose bovine, qu'il faut chercher à éteindre par la bovo-vaccination, en attendant de réaliser la vaccination anti-tuberculeuse humaine.

BIBLIOGRAPHIE

ANDRAL. — Leçons de path. int., t. I., *Clinique méd.*, 1834, t. IV.

— *Pathologie interne*, 1840, t. II, 2e édition d'Amédée Latour, p. 137, p. 72, et *Clinique médicale*, t. III, Phtisie pulmonaire, Paris, 1826

ANGLADE et CHOCREAUX. — La tuberculose intestinale et ses rapports avec la mortalité tuberculeuse dans les asiles d'aliénés. *Bull. de l'Acad. de Méd.*, 21 janvier 1902.

ARLOING (Fernand). — Des ulcérations tuberc. de l'estomac. Thèse Lyon, 1902-1903.

— de Lyon. — Infection tuberculeuse du chien par les voies digestives. *Soc. de biol.*, 4 avril 1903.

BALMER et FRŒNTZEL. — *Berl. Klinisch Woch.*, 1882, n° 45.

BANG. — Tub. du bétail et la contagion à l'homme. *Presse médic. Belge*, 11 avril 1897.

BATSÈRE — Les ulcérations tub. de l'estomac. Th. Toulouse, 1901.

BACKER (DE) et A. CHARLIER. — La porte d'entrée des bacilles de la tub. *Revue générale de l'antisepsie*, 25 février 1897.

BAYLE. — Recherches sur la phtisie pulmonaire, 1810.

BECY. — Tub. bovine comme circonstance étiologique de la tub. humaine par la viande et le lait. *Med. News*, 23 janv. 1897.

BEHRING (Von). — Tuberkulose Bekämpfang. *Berliner Klin. Wochenschrift*, 16 mars 1903.

— Beiträtze, betreffend die Phtisiogenese beim Mënchen und bei Thieren. *Berlin. Klin. Woch.*, 1904, n° 1.

— Phtisiogenese und Tuberkulosefekämpfung. *Deutsche med. Woch.*, 1904, n° 6, 4 février.

— Ueber Lungenschwindsucht Entstehung und Tuberkulosefekämpfung. *Deutsche med. Woch.*, n° 39. 1903.

Bérard (L.) et Patel (M.). — Les formes chirurgicales de la tuberc. intestinale, p. 27.

Bouglé. — L'appendicite tuberculeuse. *Arch. gén. de Méd.*, 3 févr. 1903.

Bernheim (S.). — Traité clinique et thérapeutique de la tub. pulm.

— Les troubles gastriques précoces de la phtisie. *Belgique médicale*, Gand, Haarlem, 1900. II, 449-458-481-489.

Borrel (A.). — Constitution des granulations tuberculeuses. *Annales de l'Institut Pasteur*, 1893, p. 593.

Bourdon. — Recherches sur quelques signes propres à caractériser le début de la phtisie. *Soc. méd. des Hôpitaux*, 1852.

Brelet (Maurice). — Les formes cliniques de la tuberc. intestinale *Arch. gén. de méd.*, 24 janvier 1905, p. 225-235 et 31 janvier 1905, p. 278-287.

— Les formes cliniques de la tuberc. intestinale. *Arch. gén. de méd.*, 1905, p. 226 et 278.

Cadéac. — Sur la transmission de la tuberc. par les voies digestives. *Soc. de biol.*, 7 juillet 1894, p. 565.

— Transmission de la tuberc. par les voies digest. *Journal de méd. vétér.*, décembre 1894, p. 723.

Césari. — *Revue gén. de méd. vétérinaire*, n° 44, 15 oct. 1904.

Chauveau. — *Bull. de l'Acad. de méd.*, t. XXXIII, p. 1007, 17 nov. 1868.

— Congrès de la tuberc. Paris, 1891.

— *Rec. de méd. vétér.*, 1869, p. 202.

— *Gazette hebdomadaire et Recueil de médecine vétérinaire*, 1872.

— *Société de médecine de Lyon*, 1870.

Chevannaz et Carrière. — Tuberc. du cæcum. Ablation. *Journ. de méd. de Bord.*, 6 juin 1897.

Claude (H.). — Tub. hypertrophique non sténosante du gros intestin. *Soc. de biol.*, 3 déc. 1898, p. 1110.

Coeylas. — Pathogénie et symptomatologie du vomissement dans la tuberc. pulmonaire. Thèse de Paris, 28 avril 1904.

Corbin. — *Arch. gén. de méd.*, 1830, t. XXIV, p. 215 ; 1831, t. XXV, p. 36.

CORNET. — *Münch Med. Woch.*, 15 mars 1904, p. 474-480.

CRONER (W.). — Symptômes gastriques de la phtisie pulm. *D. Med. Woch.*, 1er décembre 1898.

CUFFER. — Recherches cliniques sur la période d'incubation des maladies infectieuses en général et en particulier sur la période d'incubation (période prégranulique) de la tuberculose. Essai de thérapeutique, *Revue de médecine*, 1891.

DEMOULIN. — Tuberc. iléo-cœcale. *Rapport du Congrès de la tuberculose*, 1905.

DEJERINE et BALINSKI. — *Revue de médecine*, 10 février 1884.

DESFOSSES (P.) — Çà et là. *Presse médicale*, 2 août 1905.

DESPLATS. — Tub. intestinale. *Journ. sc. méd.* Lille, 20 juin 1896.

DISSE. — Untersuchungen über die Durchgängigkeit der jugendlichen Magendarmwund für Tüberkelbazilien. *Berlin. Klin. Woch.*, n° 1, 1903.

DOBROKLONSKY — *Arch. de médecine expérimentale*, 1890.

DUBREUIL. — La tub. intestinale chez le nourrisson dans ses rapports avec l'étiologie générale de la tuberculose. Thèse de Paris, 16 mars 1905.

DUMONTPALLIER. — *Société de biologie*, 1862.

ECKSTEIN (Hans). — Ein Fall von primären Darmtuberkulose. Thèse de Kiel, sept. 1902.

EDHEM. — La prétuberculose. *Arch. gén. de méd.*, 11 avril 1905, p. 897-910.

ERDHEIM. — Ueber multiple Darmstenosen tuberkulosen Ursprungs *Wiener Klin. Woch*, 25 janv. 1900, p. 79.

ETHIER. — Tub. intestinale. *Union méd. du Canada*, février 1899.

FERRANINI (Andréa). — La para-tuberculose. *Arch. gén. de méd.*, 3 octobre 1905, p. 2509-2517,

FISCHER. — Ueber die Uebertragbarkeit der Tuberkulose durch die Nahrung. *Arch. f. experim. Pathol. und Pharm.*, 1886, p. 446.

FLEXNER. — Tuberc. primitive de l'intestin. Johns Hopkins, *Hosp. Bull.*, t. IV, p. 13, 1893.

FONSSAGRIVES. — Thérapeutique de la phtisie pulmonaire basée sur les indications, 1866.

FOURNET. — Recherches cliniques sur l'auscultation et sur la première période de la phtisie pulmonaire, 2e partie, 1839, p. 910-919.

FROMMER (J.). — Fälle von aphtösen und von primären tuberkulosen Magengeschwür. *Pester med. chirurg. Presse*, 1902, n° 46, p. 1099.

GALTIER-NOCARD. — Danger des viandes des animaux tuberculeux. *Rev. de méd. vétér.*, 30 avril 1893.

GALTIER. — L'ingestion de la viande des animaux tuberculeux est-elle dangereuse pour les personnes ? *Journ. de méd. vétér.*, 31 janvier 1902.

GIRODE. — L'intestin des tuberculeux. Thèse de Paris, 1888.

GODTS. — Tub. primitive de l'intestin chez l'adulte. *Arch. méd. Belge*, mai 1902.

GRANCHER. — Maladies de l'appareil respiratoire. Tuberculose et auscultation, 1890.

GRANCHER et BARBIER. — *Traité de médecine et de thérapeutique de Brouardel et Gilbert*, t. VII, 1900.

GRIMSGARD und NICOLAYSEN. — Ein Fall von primären Darmtuberkulose mit multiplen Dünndarmstuckturen nach eingentretener Kachexie operiert. *Nord. med. archiv.*, 1901, Ald 1, Häft 2, n° 9.

GROSSER. — Un cas de tuberculose primitive de l'intestin. *Inaug. Dissert. Tübingen*, 1900.

HAMILTON (A.). — Ulcères t. multiples de l'estomac. *Bulle of the J. Hopkins* Hosp. 1897.

HARIMANN (W.-E.). — Infection tub. par le lait. *Journ. Amer. med. Assoc.*, 27 février 1897.

HAUSHALTER. — Ulcérations tub. de l'intestin grêle. *Rev. méd. de l'Est*, 1er mars 1897.

HAUSEMANN (von). — Sur la tub. par ingestion. *Soc. de méd. berlin.* 4 févr. 1903.

HAYEM. — Gastropathie et phtisie. *3e Congrès de la tub.*, p. 425.

HELLER (A.), Kiel. — Ueber die Tuberkuloseinfection durch den Verdauungskanal. *Deutsche medicin Wochenschr.*, 1902, n° 39.

HEUBNER. — Tub. des viscères abdominaux. *Soc. de méd. de la Charité*. Berlin, 5 janvier 1899. *D. med. Woche, Ver-Beil*, 23 février, p. 48.

HEYMANN. — *Acad. royale de méd. de Belgique*, 25 juin 1904.

HOF (Carl). — Tuberculose primitive sur 1500 autopsies. *Inaug. Dissert.*, Kiel, 1903.

Itié. — La tub. intestinale à forme hypertrophique. *Nouv. Montp. méd.*, 12 févr. et 19 févr. 1899.

— De la tub. intestinale à forme hypertrophique. Thèse de Montpellier, 1898.

Jaccoud. — Path. intern. Articles gastrite chronique, phtisie pulm.

Kanthack (A.-A.) et Sladen (E.-S.-S.-B.). — Influence du lait sur la propagation de la tuberculose. *Lancet*, 14 janvier 1899. *Med. Press. a. C.*, 18 janv. 1899.

Kellog (S.-H.). — Tub. dans ses relations avec le lait et la chair des animaux. *Moderne med. a Bad.*, juin-juillet 1897.

Kuss. — De l'origine parasitaire de la tub. Thèse de Paris, 1898.

Lancereaux. — *Société anatomique*, 1859, p. 269.

Langlois. — Dangers de la viande et du lait d'animaux tuberculeux. *Presse médicale*, 15 juin 1895.

Leclainche. — Les origines animales de la tuberc. *Arch. méd. de Toulouse*, 1er mars 1895, p 61.

Letorey (Georges). — Contribution à l'étude des ulcérations tuberculeuses de l'estomac. Thèse de Paris, 18 juil. 1895, n° 427.

Letulle. -- Tub. de l'estomac. *Bull. Soc. anat*, 1893, n° 9.

Laennec. Auscultation médiate, éd. de 1837, 2e vol., p. 144, p 155.

Loquin. — Dyspepsie des tuberculeux. Thèse de Paris, 1872.

Louis. — Recherches sur la phtisie pulmonaire, 2e édit., 1843.

— De la gastrite. *Arch. de méd.*, 1824.

Lubarsch. — Forschritte der Medicin. 10 juin 1904.

Marfan. — Troubles et lésions gastriques dans la phtisie pulmonaire. Thèse de Paris, 1887.

Mayo. — Tuberculose localisée de l'intestin. *New-York Med. Journ.*, août 1860, p. 255.

Mœller. — *Deutsch med. Woch.*, 1902, n° 40, p. 7-8.

Monnier (A). — Entérite tub., *Gaz méd. de Nantes*, 27 nov. 1897.

Morelli (Karl). — Ulcération tub. primitive des gencives et de la muqueuse jugale. *Pester M. Ch. Presse*, 22 juin 1893.

Moussu (d'Alfort). — Tuberculose bovine. *Gazette med. du Centre*, 1er juillet 1906.

Muller. — La dyspepsie prétuberculeuse. *Pester med. chir. Presse* 15 mai 1898.

Musser (J -H.). — Ulcérations tuberculeuses de l'estomac. *Med. and Surg. Reporter*, 1893.

Nicolas et Descos. — Passage des bacilles tuberculeux, après ingestion, dans les chylifères. *Soc. de biol.*, 19 juillet 1902.

Nocard. — La tub. bovine, ses progrès, ses rapports avec la tub. de l'homme. *L'année méd. de Caen*, 15 avril 1895.

— La tub. bovine est-elle inoculable au singe par ingestion? *Bull. de la Soc. de méd. vétér. pratique*, 14 mai 1902.

— Mammite tuberculeuse expérimentale. *Recueil de méd. vétér.*, 1900, p. 721.

— Déclaration. *Tribune médicale*, 20 août 1902.

Orlandi (E.). — Tub. primitive du système digestif. *Gaz. med. di Torino*, nº 33 34, et *Gaz. de Osped*, 21 sept., p. 1186. 1893.

O'Neil (J.-M.). — Lait véhicule de la tuberculose. *Buffalo med. Journal*, mars 1897.

Patel. — Thèse de Lyon, 1902.

Peter. — *Leçons de clinique médicale*, t. II, 1879, 54e leçon.

Petruschky. — Ulcère tuberc. primitif de l'estomac. *Ctbl. f. Bakter*, 7 nov. 1899, p. 520.

Piégu. — *Bulletin de la Société anatomique*, 1844, p. 13.

Piettre. — Voies d'introduction de la tuberculose chez l'enfant, rôle de la contagion familiale. Th. de Paris, 15 mars 1905.

Pluskiev et Majevick. — Les tuberculeux et leur estomac. *Pr. méd.*, Paris, 1901, I, p. 138-139.

Pollak. — Un cas de tub. de l'intestin. *Med. and Surg. Reporter*, 1893.

Poncet et Leriche. — Tuberculose inflammatoire. Ses localisations multiples, en particulier sur l'estomac, l'intestin, etc. *Académie de médecine*, 30 mai 1905.

Potain. — Des accidents gastriques chez les tuberc. *Sem. médicale*, 20 sept. 1893, p. 433.

Troubles gastriques du début de la tub. *Tribune médic.*, 3 février 1897.

Des accidents intestinaux chez les tuberculeux. *Semaine médicale*, 1893, p. 458.

Presse méd., 27 décembre 1897. Revue d'ensemble des thèses de Paris sur la tuberc.

Przwoski. — Gastrite tube. *Wirchow's. Arch. f. Anat. path. und Phys.*, 15 avril 1902, p. 424.

Rabieaux — Tuberculose de la chèvre *Bull. de la Soc. centr. vét.*, 1900, p. 212.

REYHL. — Ueber primäre Darmtuberkulose. Inaug. Dissert. München, 1901.

RICKLIN (E.). — Etiologie et prophylaxie de la phtisie tuberculeuse : relations de la tuberc. humaine et de la tuberc. bovine. *Revue internat. de chir. et thér.*, 18 juin 1904.

RILLIET et BARTHEZ. — *Maladies des enfants*, t. III, p. 863.

ROMME (R.). — Les idées de M. Behring sur la pathogénie de la phtisie. *Presse méd.*, 6 février 1904.

Les ganglions bronchiques et la pathogénie de la tub. pulm *Presse méd.*, 30 août 1905, p. 549.

L'origine intestinale de la tub. pulmonaire. *Presse méd.*, 29 nov. 1905, p. 772.

SCHRŒDER. — Zum vorkommen der Entertuberkulose bei der Ziege (chèvre). *Zeitsch. für Fleisch und Milch hyg.* 1901, t. XI, p. 261.

SÉE (G.). — *Dyspepsies*, 2e édit., p. 130.

De la phtisie bacillaire des poumons, 1884, p. 259.

SENN. — Etiologie, pathogénie et diagnostic de la tub. intestinale. *The Journal of the American Assoc.*, 4 janv. 1898, p. 1313.

SIMMONDS (M.). — Ueber Tuberkulose des Magens. *München M. Woch.*, 1900, XLVII, 317-318.

SIKORA. — La dyspepsie des tub. *Gaz. des Hôpitaux*, 29 sept. 1898, p. 1017, et 3 oct. 1898, p. 1037.

SONNENBURG. — Affection tub. primitive de l'appendice. Ver. Beil nº 25, der *Med. Woch.*, 16 sept. 1897.

SORGA (L.). — Iur Entstehung der Tuberkulose von Darmaus. *Münch med. Woch.*, 8 sept. 1903, p. 1557.

SPILLMANN. — Tuberculose du tube digestif. Thèse d'agrég., 1878.

STELLER (Fritz). — Ueber die Tuberkulosen Geschur des Magens. Inaug. Dissert Greifswald, nov. 1902.

STILL (G.-F.). — Ulcères tub. de l'estomac chez les enfants. *Soc. path. de Londres*, 2 mai ; *Brit. m. J.*, 6 mai 1899.

STRAUSS. — Etude de la tub. expérimentale par ingestion. *Arch. de méd. expérim.*, novembre 1896.

STRAUSS et WURTZ. — Etude expérimentale de la tuberculose par ingestion. *Arch. de méd. expérim.*, 1896, p. 689.

Sur un cas de tub. par ingestion chez une fillette de 16 mois. *Rev. méd. des mal. de l'enfance*, juin 1896.

THOMASSEN. — Sur le danger de l'ingestion des viandes tubercul. *Congrès IV tub.*, 1898.

TROUSSEAU. — Clinique méd. de l'Hôtel-Dieu.

VIRCHOW. — Pathologie cellulaire, traduction française, 1856.

VIRES. — Etudes pratiques et générales sur la tuberc. Diagnostic de la tub. au début. *Montpellier-Médical*, juin 1903, p. 625.

VOLKOFF. — Tub. intestinale (infection par la viande). *Gaz. de Botkine*, 1895, n° 51 (analyse dans la *Revue de la tub.* de 1896).

WAGENER (Oskar). — Ueber primäre Tuberkulosinfection durch den Darm. *München med. Woch.*, 24 nov. 1903, p. 2036-2038 ; und *M. m. W.*, 1er déc. 1903, p. 2095-2099.

WALTER. — Ueber Infection mit Tuberkulose durch den Verdauungskanal. Inaug. Dissert. Kiel. April bis Juli 1903.

WELEMINSKI. — *Berl. Klin. Wochensch.*, 1905, n° 17, 12 avril 1905.

WILS (M.). — Tub. miliaire de l'estomac. *Centralbl. für allg. Path.*, 15 octobre 1897.

WINSLOW. — Infection tub. par les aliments. *Journ. amer. med. assoc.*, 5 sept. 1896.

WITHMANN. — Thèse de Paris, 1893.

WORT (von). — Solitary Tubercle of the Stomach. The Johns Hopkins. *Hosp. Bull.*, sept. 1903.

WYSS (Oscar). — Statistique de la tuberc. primitive de l'intestin. *Corresp. Bl. f. Sch. Aerzte*, 15 nov. 1893.

ZAHN. — Considérations sur la tub. intestinale primitive et secondaire et fréquence de la dégénérescence amyloïde. *München med. Woch.*, 14 janvier 1902.

— Tub. primitive et tub. secondaire de l'intestin. *Revue de la Suisse romande*, janv. 1902.

ZINN. — Tuberc. alimentaire chez l'homme terminée par la tuberc. miliaire. *München med. Woch.*, 10 sept. 1905, p. 856.

www.ingramcontent.com/pod-product-compliance
Lightning Source LLC
LaVergne TN
LVHW050429160826
845677LV00002BA/623
9782329691039